중독치료의 핵심 80제 워크북

중독을 넘어서는 힘

▶ 자기 점검과

▲ 실천을 위한

치유 워크북

중독치료의 핵심

80제 워크북

The ESSENTIALS of ADDICTION TREATMENT

김한오 지음

圖書出版 하나醫學社

중독치료의 핵심 55항목

중독 진단 기준 11가지		
내성	시간 허비 음주	활동 축소 유발 음주
금단	음주 갈망	신체 위험 상황 음주
의도 초과 음주	역할 손상 유발 음주	심신 손상 유발 음주
음주 축소 불가	관계 손상 유발 음주	

중독자의 최후 6가지	치료 동기 7가지	중독치료 도우미 8가지
단주	**중**독 폐해	**책**(단주 서적)
절주	**중**독 지속 결과	**회**(단주 모임)
단주 폭음 반복	**단**주 이점	**사**(단주 스승)
감금 생활	**단**주 지속 결과	**전**(전문가)
정신병	**치**료 이유	**지**(지역 사회)
사망	**치**료 목표	**종**(종교)
	치료 걸림돌	**가**(가족)
		일(일기)

갈망 예방법 7가지	갈망 대처법 8가지	회복 생활 8가지
배고프지 말라	**단**것 먹기	**영**성 활동
화내지 말라	**전**화 걸기	**정**신 활동
외롭지 말라	**마**지막 **취**함 기억하기	**신**체 활동
피곤하지 말라	**대**체 활동	**물**질 활동
스트레스를 관리하라	**권**주 대처	**관**계 활동
활동적으로 살라	**하**(한) 잔 주의	**반**성 활동
항갈망제**(약)**를 복용하라	**하**루 단주	**사**명 활동
	하나님께 기도	**휴**식 활동

머리말

중독은 치료하기 어려운 병이다. 중독에서 벗어나지 못하는 이유는 무엇일까?

대부분 중독자는 자신이 중독자라는 사실을 인정하지 않고, 인정하더라도 중독에서 벗어나려는 마음이 없다. 이것이 중독에서 벗어나지 못하는 첫 번째이자 가장 큰 이유다.

일부 중독자는 중독에서 벗어나고자 하지만 벗어나지 못한다. 중독에서 벗어나는 방법을 알지 못하기 때문이다. 이는 중독에서 빠져나오지 못하는 두 번째 이유다.

중독자를 회복시키고자 수많은 치료자가 수고하고 있다. 그런데 환자를 돕겠다는 치료자의 열망만으로 환자가 치료되는 것은 아니다. 치료 방법을 정확히 알아야 한다. 저자 또한 제대로 된 중독치료법을 찾아내고자 항상 고민하며 연구하고 있다. 치료자의 중독치료에 대한 무지는 중독치료를 더디게 하는 세 번째 이유다.

2000년부터 저자는 회복자, 중독 서적 및 치료 경험을 통해 중독 치료법을 배우고 깨달아 왔다. 이를 바탕으로 중독치료법의 핵심을 다음과 같은 논리로 정리해 보았다. 첫째, 중독이 어떤 병인지 알고 있는가? 둘째, 안다면 본인이 중독자임을 인정하고 있는가? 셋째, 인정한다면 중독에서 벗어나고 싶은가? 넷째, 벗어나고 싶다면 혼자 힘으로 할 수 있는가? 할 수 없다면 도움을 받고 있는가? 다섯째, 도움을 받고 있다면 중독 갈망 관리법을 알고 있는가? 여섯째, 중독에서 벗어난다면 어떤 삶을 살고 싶은가? 일곱째, 재발하면 어떻게 대처할 것인가?

산 정상에 이르는 길은 많다. 저자가 경험한 것은 한 가지 길일 뿐이다. 저자가 제시하는 길을 참고해 각자의 길을 찾길 바란다. 포기하지 말고 함께 걸어가자. 산 정상에서 웃으며 만나게 되기를 기도한다.

2025년 8월

저자 김한오

본서의 사용법

1. **본서의 대상**은 외래 또는 입원 치료를 받는 중독 환자다. 환자가 아닌 치료자라도 이 책을 통해 중독치료의 핵심 개념을 잡을 수 있다.
2. **본서의 목적**은 중독치료의 기본을 이해하고 실천하게 하는 것이다.
3. **본서의 사용 방법**은 다음과 같다.
   (1) 본서에는 92일분의 과제가 있으며, 과제가 시작되는 페이지의 상단에 '_____년 ____월 ____일 (　　)'처럼 날짜를 쓰는 곳이 있다.
   (2) 치료자는 환자에게 하루에 한 제씩 과제를 내준다.
   (3) 치료자는 환자와 만날 때마다 답을 점검해 준다.
4. 약 3개월에 걸쳐 매일 하나씩 과제를 해 나가다 보면, 환자는 자연스럽게 중독에 대해 이해하고, 중독치료를 위해 무엇을 실천해야 할지 윤곽을 잡게 될 것이다.

5. 본서의 내용 중 상당수가 실천에 관한 것이다. 머리로만 보지 말고 몸으로 실천하라. 실천하지 않으면 중독은 치료되지 않는다.
6. 본서의 지침을 잘 따르면, 본서를 끝낸 이후에 무엇을 해야 할지 저절로 알게 될 것이다.

목차

2부 중독치료의 핵심 80제 워크북

1부

중독치료의 핵심 80제

1부 '중독치료의 핵심 80제'와 2부 '중독치료의 핵심 80제 워크북'의 내용은 동일하다. 단지 2부는 1부 내용을 더 깊이 이해하고 몸에 익힐 수 있도록 질문 형식으로 구성한 것이다.

먼저 1부를 읽으며 중독치료의 핵심을 적어도 머리로나마 이해해 보자. 일단 알아야 면장을 할 수 있지 않겠는가? 그런 다음 2부 워크북에서 좀 더 꼼꼼히 익히기를 바란다.

1장

중독이 어떤 병인지 알고 있나요?
— 중독의 정의 —

"중독은 끊지 않으면 죽는 병이다."

중독은 고치기 정말 어려운 병이다. 중독자 자신도 회복하기가 힘들고, 가족들도 중독자와 함께 힘들어하고, 치료자도 중독자의 회복을 돕는 것이 힘들다. 중독은 고치기 어렵지만, 중독에서 벗어난 사람도 많다. 여러분도 그렇게 될 수 있다는 희망을 주고자 이 글을 썼다.

이 시간에는 '중독은 어떤 병인지' 생각해 보자. 이 책에서는 주로 알코올 중독을 언급하는데, 알코올이 흔한 중독 물질이기 때문이다. 그러니 알코올 중독뿐 아니라 모든 중독에 대해 기술한 것으로 생각하길 바란다.

1제 중독은 음주 양상이 아니라 음주 결과로 판단된다.

중독이 어떤 병인지 알기 전에 먼저 중독에 대한 오해 몇 가지를 살펴보자.

1. 술을 많이 마시면 중독이라고 생각하는 사람들이 있다. 많이 마시는 사람을 '위험 음주자'라고 한다. 물론 술을 많이 마시면 중독자가 될 가능성이 커지지만, 그렇다고 모두 중독자가 되는 것은 아니다. 음주로 인해 문제를 일으킬 때 비로소 중독자라고 명명한다. 즉, 음주의 양이 아닌 음주의 결과로 중독 여부를 판단한다.
2. 술을 반주 정도로만 마시면 중독이 아니라고 생각하는 경우도 있다. 매일 조금씩 음주하는 유럽식 음주와 폭음하는 미국식 음주로 구별하기는 하지만, 음주 패턴과 관계 없이 그 결과로 중독 여부를 판단한다.
3. 주말에만 술을 마시면 중독이 아니라고 생각하는 사람도 있다. 일하기 위해 주중에 음주를 조심하는 것은 사려 깊은 행동이지만, 주말에 폭음해 가족들을 힘들게 하거나 몸을 혹사한다면 이 또한 중독일 가능성이 크다.
4. 소주 같은 독한 술이 아닌 막걸리, 맥주, 와인 같은 순한 술을 마시면 중독이 아니라고 생각하는 경우가 있다. 물론 순한 술을 먹으면 몸에 주는 부담이나, 음주 다음 날 후유증도 적은 것이 사실이다. 그러나 술의 도수와 관계없이 음주로 인해 문제가 생긴다면 중독이다.

5. 직장 생활을 잘한다고 중독이 아닌 것은 아니다. 결근 없이 직장 생활을 잘해도 과음으로 간 수치가 높거나, 필름이 끊기거나, 술 냄새를 풍기며 출근하거나, 회식 자리에서 취해 소리를 지르는 등의 모습이 있다면 중독일 가능성이 있다.

2제 중독의 핵심 증상은 무엇인가?

중독이란 무엇인가? 중독의 핵심 증상은 '조절 장애'며, 그 의미는 다음과 같다.

1. 음주 갈망이 생기면 참을 수 없어 마신다.
2. 한 잔 들어가면 통제가 되지 않는다.
3. 중독되었다는 사실을 알면서 또 마신다.
4. 단주를 결심해도 다시 마신다.

3제 나는 중독자인가?

당신이 조절 장애가 있는 사람, 즉 중독자인지를 어떻게 판단할 수 있을까? 다음 중 몇 가지에 해당하는지 점검해 보자.

1. 전보다 음주량이 증가했다. (내성)
2. 안 마시면 불안, 불면, 손 떨림이 있다. (금단)
3. 한 병만 마셔야지 했지만 폭음으로 이어진다. (의도 초과 음주)
4. 술을 끊거나 줄이려고 했지만 안 된다. (음주 축소 불가)

5. 술의 구매, 소비, 해독 등에 많은 시간을 쓴다. (시간 허비 음주)
6. 술 생각이나 갈망이 있다. (음주 갈망)
7. 음주로 직장, 학교, 가정 등에서의 역할이 손상된다. (역할 손상 유발 음주)
8. 음주로 대인관계가 손상된다. (관계 손상 유발 음주)
9. 음주로 사회 활동, 직업 활동, 취미 활동 등이 손상된다. (활동 축소 유발 음주)
10. 음주운전 같은 위험한 상황에서도 음주한다. (신체 위험 상황 음주)
11. 음주로 심리 · 신체적 손상이 온다. (심신 손상 유발 음주)

이상의 11가지 중독 진단 기준 중 1년 내 두 가지 이상 해당하면 중독이다.

4제 중독자의 삶은 어떻게 되는가?

중독에서 벗어나지 못하면, 중독은 다음과 같이 삶의 전 영역을 망가뜨릴 것이다.

1. 영적(철학적)으로는 자기중심주의에 빠지고, 인생의 목표를 상실한 채 방황하게 된다.
2. 정신적으로는 지적인 면에서 기억력이나 이해력이 떨어지고, 감정적인 면에서는 감정 기복이 심해지거나 우울증에 빠진다. 의지적인 면에서는 무력하게 되고 무계획적으로 살게 된다.
3. 신체적으로는 알코올이 혈액을 타고 전신에 퍼져 많은 병에

걸린다.

4. 경제적으로는 음주하느라 돈을 쓰고, 음주 때문에 실직해 돈을 벌지 못하게 되면서 매우 가난해진다.
5. 사회적으로는 가정이 붕괴되고, 친척이나 친구도 떠나 혼자 남게 된다.

5제 중독자의 인생의 끝은 어떻게 되는가?

중독자라면 인생의 결말은 다음 중 한 가지다.

1. 단주: 2년 단주하면 대개 평생 단주한다.
2. 절주(조절 음주): 극히 일부만 가능하다.
3. 단주/절주와 폭음 반복: 입 · 퇴원을 반복한다.
4. 감금 생활: 정신병원에서 퇴원하지 못하고, 교도소에 들락날락할 수 있다.
5. 정신병: 조현병(정신분열병)이나 치매에 걸린다.
6. 사망: 자살, 사고(추락, 교통사고 등), 병사(심장마비, 간경화 등)로 조기 사망한다.

위의 6가지 중에서 '절주'(2번)는 매우 힘든 것이기에, 사실 단주를 지속하지 않는 한 3~6번으로 인생을 마감하게 된다. 한마디로 중독은 죽는 병이다.

6제 중독은 뇌의 문제인가, 심리적 문제인가?

중독은 뇌의 문제일까, 심리적인 문제일까? 많은 중독자의 경우 유전적으로 중독에 취약한 뇌를 가지고 있다. 그러나 장기간 많은 양을 마시지 않는다면 중독되지 않는다. 즉, 신체적 취약성을 가지고 있긴 하지만 심리적으로 방만하게 음주했기에 중독자가 되는 것이다. 일단 중독자가 되면 갈망이나 주취 행동은 중독된 뇌에서 비롯하지만, 중독된 뇌에 술을 넣지 않기 위해서는 심리적으로 노력해야 한다.

7제 중독의 심리적 핵심 문제는 자기중심주의다.

앞서 살펴본 것처럼 중독의 원인에는 유전적인 면이 있다. 그리고 음주를 허용하는 사회 분위기도 또 하나의 원인이다. 이 같은 유전이나 사회 분위기는 개인이 통제할 수 없는 부분이다. 개인이 통제할 수 있는 것은 각자의 마음뿐이다. 그렇다면 마음의 무엇이 문제이기에 중독에 빠지게 되었을까? 바로 '자기중심주의(자기 집착, 교만)' 때문이다. 자기중심주의는 다음과 같이 중독의 원인, 진단, 치료에 모두 문제를 일으킨다.

1. 어느 날 갑자기 중독되는 것이 아니다. 과도한 음주로 인해 문제가 생기기 시작할 때 중독의 조짐이 나타난다. 이때 가족이나 동료들이 과음에 대해 경고한다. 이 경고를 받아들였다면 중독으로 진행되지 않았을 것이다. 그러나 '자기중심주의' 때

문에 타인의 조언을 경청하지 않고 계속 음주한 결과, 중독으로 진행된 것이다. 이처럼 자기중심주의는 중독의 원인이 된다.

2. 중독된 뒤에는 다른 사람이나 치료자가 중독이라고 말해 줘도 '자기중심주의' 때문에 이를 귀담아듣지 않는다. 이처럼 자기중심주의는 중독의 진단을 방해한다.
3. 치료자가 단주 방법을 가르쳐 주지만, '자기중심주의' 때문에 치료자의 조언을 듣지 않아 중독이 악화된다. 이렇게 자기중심주의는 중독의 치료를 지연시킨다.

중독에 걸린 것이 나 하나만의 책임은 아니지만, 나의 책임도 분명히 있다. 나의 책임은 바로 자기중심주의다. 이를 극복해야 중독에서 벗어날 수 있다.

소감

2장

중독이라는 사실을 인정하고 있나요?
— 중독 인정 —

"중독이라는 사실을 인정할 때 치료의 희망이 보인다."

중독자가 중독이 어떤 병인지 안다고 해서 본인이 중독자라는 사실을 반드시 인정하는 것은 아니다. 중독을 정확하게 이해하는 것도 어렵지만, 중독이라는 사실을 인정하는 것 역시 쉽지 않은 과정이다. 이 시간에는 '중독 인정'에 대해 생각해 보자.

8제 중독이라는 사실을 인정하는 것은 구체적으로 무엇을 인정하는 것인가?

중독치료를 위해서는 가장 먼저 중독이라는 사실을 인정해야 한다. 중독 인정이란 다음 사항을 인정하는 것이다.

1. 나의 뇌에 있는 음주 조절 기능이 영구적으로 손상되었다.
2. 음주를 재개하면 당일 혹은 머지않아 결국 폭음으로 이어진다.
3. 한 잔이라도 마시면 안 된다.

만일 이 세 가지 중 하나라도 인정하지 않았다면, 자신이 중독자라는 사실을 아직 인정하지 않은 것이다. 그렇다면 중독의 늪으로 점점 깊이 빠져들게 될 것이다.

9제 왜 중독 인정이 어려운가?

중독이라는 사실을 인정해야 치료 단계로 나아갈 수 있다. 그러나 많은 중독자가 자신이 중독자임을 인정하지 않는다. 그 이유는 다음과 같다.

1. 중독 문제를 제대로 보지 못하기 때문이다. 중독자 주변에는 중독자가 많다. 그래서 자기가 중독자라면 주변 사람 모두 중독자라는 논리가 되어, 자신이 중독임을 알아차리기가 쉽지 않다. (부정)
2. 본인이 마시고 싶어서 마시는 것이 아니라, 상사가 권하기 때문이라는 등 음주의 구실을 외부에서 찾는다. (투사)
3. 사회생활을 하기 위해, 영업하기 위해서는 음주해야 하지 않겠느냐고 항변한다. (합리화)
4. 술로 간이 망가졌지만 조금만 마시면 된다고 생각하거나, 수십 차례 조절 음주에 실패했지만 다시 시도하면 될 것이라고

믿는다. (비합리성)

5. 주말에만 마시기 때문에 중독이 아니라고 생각한다. 주말에만 마시더라도 음주로 문제가 생긴다면 당신은 중독자다.
6. 어쩌다 한 번 음주 문제를 일으키므로 중독자가 아니라고 생각한다. 매일 도둑질하는 도둑놈은 없다. 1년에 한 번만 도둑질해도 도둑놈이다. 음주 문제를 1년에 한 번만 일으켜도 중독자다.

10제 중독을 인정했음에도 불구하고 왜 또 마시는가?

중독을 인정하는 것이 어렵기는 하지만, 인정했다고 꼭 단주하는 것도 아니다. 다음과 같은 이유로 중독이라는 사실을 인정한 후에도 계속 음주하게 된다.

1. 중독이라는 사실을 제대로 인정하지 않았기 때문이다. 중독을 제대로 인정한다는 것은 음주 조절 능력의 영구적 손상, 재음주 시 폭음화, 첫 잔 불가라는 것을 인정하는 것인데, 이를 100% 받아들이지 않고 중독을 인정했다고 생각한다. 이렇게 되면 반드시 '조절 음주'를 시도하게 된다. (절주 망상)
2. 중독을 인정하는 것만으로는 단주가 되지 않는다. 단주 기술을 익히지 않으면 또 음주하게 된다. (단주 기술 부족)
3. 음주 갈망은 매우 강한데, 이에 대처하는 방법이 없으면 음주하게 된다. (갈망 대처 무전략)
4. 폭음으로 고생하다가 몸이 조금 나아지면, 폭음으로 힘들었던

일을 잊어버리고 또 마신다. (망각)

5. 술을 끊어도 삶의 희망이 없기에 중독을 인정해도 계속 마신다. (절망감)
6. 단주를 시도했지만 계속 실패했기에 그냥 마시다가 죽겠다고 한다. (자포자기)
7. 술을 안 마시는 삶은 재미가 없기에 차라리 마시고 죽겠다고 한다. (쾌락주의)
8. 본인의 의지로 단주가 가능하다고 생각하다가 또 마시게 되는 경우가 많다. 본인의 의지만으로 단주가 되는 경우도 있지만, 대개 자신의 의지**意志**에 치료 자원에 대한 의지**依支**가 함께 있어야 단주가 오래 유지된다. (외부 자원에 대한 의지**依支** 부족)

11제 왜 중독 인정이 중요한가?

내가 중독이라는 사실을 인정하는 것이 중요한 이유는 다음과 같다.

1. 중독이라는 사실을 인정해야 현재 나의 위치를 알 수 있고,
2. 그래야 '중독에서 벗어나기'라는 목표를 설정할 수 있기 때문이다.

12제 중독을 인정하는 것은 수치스러운 일인가?

대부분 중독이라는 병에 걸렸다는 것을 인정하고 싶어 하지 않는다. 중독자 하면 모든 것을 다 잃어버린 사람, 인생의 패배자 등이 연상되

기 때문이다.

부처님도 병들어 돌아가셨듯이, 생로병사는 만인이 피할 수 없다. 중독도 수많은 병 중 한 가지에 걸린 것뿐이다.

그리고 중독된 것이 전적으로 당신만의 책임은 아니다. 수많은 요인에 의해 중독에 빠진다. 이제 와서 중독의 원인이나 책임을 따져서 무엇하겠는가! 어떻게 하면 중독에서 벗어날지를 생각하는 것이 중요하다.

13-1제 중독을 인정하는 것이 절망적인가?

어떤 사람이 못생겼다고 한다면 이는 잘생긴 사람이 있기 때문에 하는 말이다. 마찬가지로 자신이 중독자임을 인정하는 것은 회복된 상태가 있다는 것을 전제로 한다. 중독을 인정하지 않으면 회복을 목표로 삼을 수 없지만, 중독을 인정하는 순간 회복을 목표로 삼게 된다. 중독을 인정하는 것은 절망이 아니라 희망의 순간이 된다.

13-2제 중독치료의 가장 큰 적은 절망이다.

어떤 중독자는 입원한 사람 중에 회복된 사람이 없다며 중독치료에 회의감을 갖는다. 입원한 사람 중에 회복자가 없는 것은 당연하다. 회복자는 재입원하지 않기 때문이다. 중독은 어렵지만 분명히 회복되는 병이다. 이를 믿어야 한다. 이 믿음의 출발점은 자신이 중독자인지를 분간하는 것이다. 중독치료의 첫 단추는 중독 인정에 있다.

14제 모든 문제에는 답이 있다.

중독에서 벗어나기는 어렵다. 당신이나 치료자가 무능해서 그런 것이 아니라, 중독이라는 병이 난치병이기 때문이다.

그래도 암보다는 희망적이다. 암은 아무리 노력해도 죽을 사람은 죽는다. 그러나 중독은 포기하지 않으면 100% 치료된다. 그러니 회복의 미소를 짓는 순간까지 포기하지 않기를 바란다.

소감

3장

중독에서 정말 벗어나고 싶나요?
— 중독치료 동기 —

"중독치료를 위한 뜻이 있으면 중독치료의 길이 보인다."

중독이 어떤 병인지 이해하고 자신이 중독자라는 사실을 인정했다고 해서, 중독을 치료하겠다고 마음먹은 것은 아니다. 중독치료를 위한 뜻이 없다면 중독에서 벗어나지 못한다. 이 시간에는 '중독치료의 동기'에 대해 생각해 보자.

15제 중독치료의 동기가 있어야 회복이 시작된다.

철학자 니체는 "왜 사는지 알면 어떻게든 살아간다"라고 말했고, 『보도 섀퍼의 돈』의 저자는 "돈을 벎에 있어서 돈을 왜 버는가가 90%고, 어떻게 벌 것인가는 10%다"라고 했다. 결국 인간의 행동을 움직이는 데는 방법론도 중요하지만, 더 근본적인 것은 '동기'라는 말이다.

엄마가 자녀에게 공부하라고 잔소리하고 좋은 과외 선생님을 붙여 주어도, 아이에게 공부할 동기가 없다면 공부하지 않거나 하는 척만 하고 성적은 오르지 않는다. 마찬가지로 단주하라고 가족이 아무리 애원하고 치료자가 아무리 좋은 교육과 상담을 해 줘도, 중독자 자신에게 단주할 생각이 없으면 단주는 안 된다.

16제 왜 단주의 동기가 없는 것일까?

중독자들에게 단주의 동기가 없는 이유는 무엇일까? 다음 내용을 생각해 볼 수 있다.

1. 중독에 대해 모르기에 단주할 동기가 없다. 생각이 바뀌면 태도가 바뀌고, 태도가 바뀌면 행동이 바뀐다. 생각이 바뀌는 데 크게 이바지하는 것은 지식이다. 중독자는 중독을 아는 것 같지만, 실은 중독의 핵심을 애써 외면하려고 한다. 예를 들면, 중독은 뇌의 병이다. 뇌가 한 번 중독되면 음주 조절이 영원히 불가하다. 중독자들은 이 같은 기본적인 사실을 모르거나, 알면서도 모르는 척하며 계속 음주한다.
2. 중독자들은 '조절 망상'에 걸려 있기에 단주하지 않는다. 수많은 실패에도 불구하고, 조심해서 마시면 폭음으로 이어지지 않을 것이라는 '굳은' 믿음이 있다. 조현병 환자들의 망상이 우리 눈에 황당하게 보이듯이, 중독자들이 가지고 있는 조절 망상도 제삼자가 보면 황당하게 보인다. 그러나 진짜 '망상'이기에 잘 꺾이지 않는다.

3. 중독의 쓴맛을 보지 않았을 경우, 단주의 동기가 없을 수 있다. 불행히도 대부분 중독으로 모든 것을 잃고 난 후에야 '이렇게 살면 안 되겠구나' 하며 단주를 결심한다. 지혜로운 사람은 모든 것을 잃기 전에 단주를 결심한다.
4. 단주를 시작하기에는 이미 너무 많은 것을 잃었다. 마음과 몸의 건강, 돈, 가족을 잃었다. 그리고 나이도 많다. 단주하더라도 이후에 넘어야 할 산이 너무 많다. 이런 생각에 압도되어 단주할 마음이 생기지 않는다.
5. 중독자들이 겪은 단주 실패는 한두 번이 아니다. 10년 이상 중독의 늪에서 뒹굴다 보면 있던 단주 동기도 없어지는 것이 당연하다.
6. 단주 동기가 없는 가장 큰 이유는 '왜 사느냐'에 대한 답이 없기 때문이다. 인생은 길이가 아니다. 하루를 살더라도 의미와 재미와 보람이 있게 살면 된다. 단주한 뒤 내일, 10년 뒤를 어떻게 살 것인지도 중요하지만, 오늘 하루를 어떻게 보낼 것인지가 가장 중요하다. 따라서 오늘 하루를 위해 단주할 수 있다.

단주 동기를 형성하는 데 도움이 되는 질문들[1)]

치료자가 중독자를 보면 '아, 머지않아 돌아올 수 없는 다리를 건너겠구나'라는 안타까움을 느낄 때가 매우 많다. 그렇다고 해도 중독자에게 단주하라고 말하지 않는다. 이 말이 소용없다는 것을 알기 때문이다. 그 대신 다음과 같이 질문하며, 중독자 스스로 자기 인생의 방향을 어떻게 잡을 것인지 판단하게 한다.

17제 치료 동기 탐색 (1) 중독의 폐해는 무엇인가?

많은 중독자가 놀랍게도 중독의 폐해를 잘 파악하지 못하고 있다. 간이 술로 망가진 것을 폐해로 보지도 않으며, 가족들이 고통받고 있다는 것도 전혀 눈치채지 못한다. 중독으로 인한 폐해 목록을 작성해 보라.

18제 치료 동기 탐색 (2) 중독이 지금처럼 진행된다면 인생은 어떻게 전개될 것인가?

중독자 대부분이 자신의 중독 행위가 지속되어 10~20년 뒤에 어떤 결과를 가져올지 생각해 본 적이 없다. 한번 기록해 보라. 당신의 미래 모습이 어떨 것인지.

1) '7대 치료 동기'가 있다. 17~23제에 제시한 각 항목의 머리글자를 따서 '중중단단치치치'로 외울 수 있다.

19제 치료 동기 탐색 (3) 단주의 이점은 무엇인가?

반대로 만일 단주한다면 어떤 이점이 있을 것인지 목록으로 작성해 보라. 단주의 단점도 있을 것이다. 그것도 기록해 보라.

20제 치료 동기 탐색 (4) 단주를 지속한다면 인생이 어떻게 전개될 것인가?

만일 10~20년 동안 단주를 유지하면 당신의 인생이 어떤 모습일지 기록해 보라. 단주로 인한 장점과 단점도 비교해 보라. 어느 쪽이 더 가치 있으며, 어느 쪽이 당신의 미래에 긍정적으로 영향을 미칠 것인지 기록해 보라.

21제 치료 동기 탐색 (5) 치료받는 이유는 무엇인가?

놀랍게도 많은 중독자가 가족이 원해서 치료받는다고 답한다. 그러면 가족이 원치 않거나, 가족이 없다면 치료를 안 받겠다는 말인가? 당신의 관점에서 치료가 필요한지 아닌지를 기록해 보라.

22제 치료 동기 탐색 (6) 치료의 목표는 단주인가, 절주인가?

절주가 가능하다면 이를 막을 치료자는 없다. 그러나 생각만큼 쉽지 않다. 회복자들은 일관되게 말한다. 단주가 절주보다 더 쉽다고. 물론 최종적인 답은 당신이 내려야 한다. 과거의 절주 실험 성적표를 솔직하게 살펴보라. 앞으로도 절주를 실험하고 싶다면 해 보라. 그러나 그 성적표를 솔직히 살펴보고, 그에 따라 정직하게 판단하길 바란다.

23제 치료 동기 탐색 (7) 치료의 걸림돌은 무엇이 있는가?

중독자들은 단주하고 싶어도 외로워서, 잠이 안 와서, 스트레스받아서 술을 마신다는 말을 종종 한다. 이는 모두 치료의 걸림돌이다. 단주와 함께 이런 걸림돌을 제거하는 작업도 해야 한다. 제거해야 할 단주의 걸림돌을 목록으로 작성해 보라.

24제 동기가 생기면 단주의 길은 쉬워진다.

만일 단주해야 할 이유를 타인에 의해 주입식으로 얻는 것이 아니라 자신의 판단에 의해 찾게 되면, 단주의 길을 쉽게 걸어갈 수 있다. 주변의 온갖 사건과 사물로부터 단주 방법을 찾아내게 되기 때문이다. 동기가 생기면 단주의 눈이 저절로 뜨이게 된다.

소감

4장

중독치료를 위해 도움을 받고 있나요?
— 중독치료 자원 —

> **"중독치료, 혼자 힘으로 안 되면 도움을 받아야 한다."**

중독에서 벗어나려고 결심하고 노력한다고 해서 꼭 중독에서 벗어나는 것은 아니다. 그 이유 중 한 가지는 도움을 받지 않고 혼자 힘으로 중독에서 벗어나려고 하는 데 있다. 이 시간에는 '중독 회복 도우미(중독치료 자원)'에 대해 생각해 보자.

25제 왜 혼자 힘으로 중독에서 벗어나려고 할까?

중독은 표면적으로는 어떤 물질이나 행위에 집착하는 것 같지만, 내면을 살펴보면 자기에게 집착하는 병이다. 다시 말해 '자기중심주의(자기 집착, 교만)'가 중독의 심리적 핵심 병리다.

자기중심주의로 인해 음주 생활 초기의 문제를 간과했다가 중독으로 진행되고, 중독된 뒤에는 중독이라는 사실을 받아들이지 않아 중독 진단이 늦어진다. 그런데 중독 진단 뒤에도 이 자기중심주의가 계속 작동하기에 혼자 힘으로 중독에서 벗어나려고 한다.

26제 혼자 힘으로 중독에서 벗어나지 못했을 때 그 결과는 무엇인가?

중독자가 단주에 성공하지 못하면서도 혼자 힘으로 계속 단주를 시도하며 10~20년 이상 중독의 늪에서 허우적거리면, 다음과 같은 재앙을 만난다.

1. 심리적으로 매우 위축되고,
2. 신체적으로 많은 병에 걸리게 되고,
3. 경제적으로 매우 가난해지고,
4. 가족들과 친구들은 다 떠나거나 멀어지게 되고,
5. 결국 허망하게 죽는다.

27제 중독치료에 도움이 필요한 이유는 무엇인가?

중독자가 중독에서 벗어나기 위해서는 도움을 받는 것이 좋다. 그 이유는 다음과 같다.

1. 중독이라는 병은 혼자 힘으로 벗어나기 힘든 병이다. 만일 당신이 혼자 힘으로 중독에서 빠져나왔다면, 참으로 행운아다.

그러나 수많은 개인적인 시도에도 불구하고 중독에서 벗어나지 못했다면 이제는 도움받아야 할 때다.

2. 중독에서 벗어나는 일은 단순해 보이지만 실은 고도의 기술이 필요하다. 가족들은 말한다. “그냥 안 마시면 되잖아!” 말은 쉽다. 그냥 안 마시면 된다. 그런데 말처럼 쉽지 않다. 가족들도 중독이 어떤 병인지 잘 모르고 하는 말이다. 중독자 자신도 안 마시고 싶은데 마시게 된다. 중독자가 비양심적이라 그런 것이 아니고, 못 배워서 그런 것도 아니다. 중독이라는 병이 만만한 병이 아니라서 그렇다. 그래서 단주 방법을 배우기 위해 도움이 필요하다.
3. 중독은 늪과 같은 성질을 지녔다. 늪에 빠진 사람이 빠져나오려고 혼자 발버둥을 치면 칠수록 늪에 더 깊이 빠지듯이, 중독에서 벗어나려고 혼자 애를 쓸수록 더 깊이 들어가게 된다. 중독자는 중독이라는 병과 자기 성격의 문제점을 객관적으로 보지 못한다. 외부인이 중독이라는 병을 가르쳐 주어야 하고, 중독자의 성격 문제점을 지적해 주어야 한다. 그때 회복이 시작된다. 늪에서 빠져나오기 위해서는 외부의 도움이 필요하듯, 중독의 늪에서 나오기 위해서도 외부의 도움이 필요하다.

28제 중독 조장자를 멀리해야 한다.

중독치료 도우미를 찾기 전에, 나를 중독에 빠지게 하는 사람들과 거리를 두어야 한다.

1. 술을 권하는 사람을 피해야 한다. 비록 선한 뜻으로 술을 권하더라도, 이들은 나의 심각한 상황을 모른다. 이들을 거절하지 못하면 결과는 나의 죽음뿐이다.
2. 술자리를 피해야 한다. 결혼식, 장례식, 동창회, 송년회, 집회 뒤의 술자리 등 술이 나오는 자리가 있다. 이런 곳에서는 반드시 음주를 권하는 사람이 있고, 분위기나 체면 때문에 음주하게 된다. 아예 그런 자리에 가지 않아야 한다. 체면보다 내 생명이 더 중요하다.
3. 마약류 공급자를 멀리해야 한다. 마약류를 판매하는 사람은 나를 폐인으로 만듦으로써 경제적 이득을 취하는 악한 사람들이다. 또 어떤 친구는 공짜로 마약을 권한다. 이 사람이 진짜 친구인가?

29제 어떤 도우미(중독치료 자원)가 있는가?[2)]

중독에서 벗어나도록 도와주는 도우미(중독치료 자원)에는 다음과 같은 것이 있다.

30제 치료 자원 (1) 단주 서적[책(冊)]

특히 회복자가 쓴 책이 큰 도움이 된다. 회복자의 책은 논리적이거나 체계적이지 않을 수 있다. 그러나 단주 노하우가 많이 들어 있다.

2) '8대 중독치료 도우미'가 있다. 30~37제에 제시한 각 항목의 머리글자를 따서 '책회사전지종가일'로 외울 수 있다.

AA(익명의 알코올 중독자들)에서 발행하는 자료를 적극적으로 추천한다. 반복해서 읽고 실천해야 한다. 이해를 높이기 위해 '중독 독서록'을 기록하는 것도 좋다.

31제 치료 자원 (2) 단주 모임[회(會)]

회복은 오랜 시간이 걸리는 작업이기에 혼자 가기에는 너무 외롭다. 같이 걸어갈 동지가 필요하다. AA 같은 단주 모임에서 많은 회복자를 보면서 희망을 발견할 수도 있고, 그들로부터 단주 노하우를 배울 수도 있으며, 술 마시지 않는 친구를 사귈 수도 있다.

32제 치료 자원 (3) 단주 스승[사(師)]

회복 과정에서 부딪힐 위기, 재발, 심리적 갈등에서 벗어날 수 있도록 도와주고, 단주 노하우를 전해 주려는 스승이 있다면 얼마나 큰 힘이 되겠는가. 이런 단주 스승을 AA에서는 후원자라고 부른다. AA 내에서가 아니더라도 단주 선배를 스승으로 삼는다면 큰 도움이 될 것이다.

33제 치료 자원 (4) 전문가(병원,센터)

병원이나 중독관리통합지원센터 등의 전문가들은 대부분 회복자는 아니지만, 중독치료에 관한 오랜 경험으로 도움을 줄 수 있는 풍부한 자원을 가지고 있다.

34제 치료 자원 (5) 지역 사회

친구가 되어 주는 지역 사회가 있다. 혼자 지내거나 직업이 없는 경우, 복지관이나 주민센터 등을 활용하면 점심 식사, 취미 활동, 치료비 지원, 임대주택 등의 도움을 받을 수 있다.

35제 치료 자원 (6) 종교

교회나 절에 다니면서 술과 담배를 끊었다는 사람을 본 적이 있을 것이다. 종교의 경전, 가르침, 조직, 모임 등이 큰 도움이 될 것이다.

36제 치료 자원 (7) 가족

중독자에게 가족은 양날의 칼이다. 도움이 되기도 하고 중독을 악화시키기도 한다. 그럼에도 불구하고 가족만큼 나를 사랑하는 사람은 없다. 싫더라도 가족을 떠나면 안 된다. 가족이 나를 버리면 어쩔 수 없지만, 그들이 도와주려 한다면 마다하지 말라.

37제 치료 자원 (8) 일기

자신을 관찰하지 않아 중독에 이르게 되었다. 자기 관찰은 중독에서 벗어나기 위한 필수 작업이다. 일기는 자신을 객관적으로 관찰하게 도와주는 도구다. 『84일간의 회복여행일지』(백수현 저, 하나의학사) 사용을 추천한다.

38제 나는 '8대 중독치료 도우미'의 도움을 받고 있는가?

39제 도움받는 자세는 어떠해야 하는가?

도움받을 때의 자세는 다음과 같아야 한다.

1. 감사해야 한다. 암 환자는 측은해 보인다. 그러나 중독은 정떨어지는 병이다. 그래서 가족조차 떠나고, 어떤 의료인은 중독자를 치료하지 않으려고 한다. 이런 중독자들을 돕겠다는 사람들이 도우미다. 고마운 분들이다.
2. 믿어야 한다. 도우미의 말대로 하면 회복된다고 믿어야 한다.
3. 시키는 대로 해야 한다. 도우미의 도움을 선별적으로 실천하는 경우가 있다. 도우미의 권고가 불합리해서가 아니라 실천하기가 귀찮기 때문이다. 이렇게 해서는 단주할 수 없다.
4. 인내해야 한다. 도우미의 말대로 한다고 금방 단주할 수 있는 것은 아니다. 시키는 대로 해도 몸에 배는 데까지는 시간이 걸린다.

40제 도움받기의 근본적 효과는 자기중심주의를 포기하는 데 있다.

중독의 표면적 병리는 '대상에 대한 집착'이고, 내면적 병리는 '자기중심주의'다. 자기중심주의로 인해 대상에 집착하게 된다. 따라서 자기중심주의를 버리면 집착이 없어진다.

도움받는 것은 자기중심주의를 버릴 때 가능하고, 자기중심주의를 버렸기에 중독 대상에 대한 집착에서 벗어나게 된다. 따라서 도움을 통해 얻은 '단주'는 표면적 효과이고, 근본적으로는 '자기중심주의의 포기'라는 효과가 있다.

소감

5장

갈망 관리법(단주 기술)을 익혔나요?
— 갈망 관리 —

"중독치료는 참는 것이 아니라 대체하는 것이다."

단주 유지를 실패하는 원인 중 하나는 음주 갈망을 제대로 관리하지 못하기 때문이다. 이 시간에는 '갈망 관리법[3]'에 대해 생각해 보자.

41제 갈망은 중독자의 뇌에서 생기는 생리 현상이다.

중독의 초기 단계에서 떠오르는 술 생각은 심리적인 것으로, 술 생각이 나더라도 어렵지 않게 금주할 수 있다.

그러나 중독의 중기 단계에 들어서면, 술 생각(음주 갈망)은 심리적인 것이 아니라 뇌에서 생기는 생리적인 것이기에 본인의 의지와 관

3) 갈망 관리법의 상당 부분은 AA의 '온전한 생활'에서 인용하였다.

계없이 그냥 생기며, 한 번 술 생각이 나면 이를 제어하기 위해서 많은 노력을 기울여야 한다.

갈망이 생기는 것에 죄의식을 갖는 중독자가 많다. 갈망은 오랜 기간 음주에 길든 뇌에서 저절로 생기는 생리적인 것이므로 죄의식을 느낄 필요가 없다. 갈망이 생기는 것이 문제가 아니라, 갈망을 넘기지 못하는 것이 문제다.

42제 갈망은 참는 것이 아니라 대체하는 것이다.

술 생각(음주 갈망) 관리의 핵심은 '대체'다. 술은 끊을 수도, 참을 수도 없다. 술 대신 다른 것을 먹거나 다른 활동을 하는 방법밖에 없다는 말이다. 갈망 관리법은 다른 활동으로 음주를 대체하는 것이다.

갈망 관리법은 크게 두 가지다. 갈망이 생기지 않게 하는 '갈망 예방법'과 생긴 갈망을 처리하는 '갈망 대처법'이다.

1) 갈망 예방법: 갈망은 뇌에서 생기므로 뇌를 안정되게 함으로써 갈망의 발생을 최소화하는 방법이다.
2) 갈망 대처법: 아무리 뇌를 관리하더라도 갈망은 생기게 마련이다. 생긴 갈망에 포로가 되지 않고 이를 무사히 넘기는 방법이다.

43제 갈망 예방법[4)]

갈망 예방법은 뇌를 안정시켜 음주 갈망이 생기지 않게 하는 것으로, 다음과 같은 방법이 있다.

44제 갈망 예방법 (1) 배고프지 말라(→ 먹어라)

음식과 술은 모두 에너지원으로서 배고픔을 없애 준다. 일반인은 배가 고프면 밥 생각이 나서 음식을 찾지만, 중독자는 배가 고프면 술 생각이 나서 술을 찾는다. 일반인은 배고픔이 음식으로 연결되지만, 중독자는 배고픔이 술로 연결되기 때문이다. 배부르면 일반인도 밥 생각이 안 나듯이, 배부르면 중독자도 술 생각이 안 난다. 따라서 배고픔을 다스리면 술 생각이 안 나 음주를 하지 않을 수 있다. 그래서 평소 배고프지 않게 해야 한다.

어떤 중독자는 말한다. 그렇게 배고픔을 느끼지 않게 살다가 비만이 되면 어떻게 하냐고. 지금 비만이 문제가 아니다. 폭음이 훨씬 더 큰 문제다. 더 큰 문제를 해결해야 한다.

45제 갈망 예방법 (2) 화내지 말라(→ 웃어라)

일반인은 화가 나면 음식을 먹거나, 친구와 수다를 떨거나, 산책하는 등의 방법으로 감정에 대처한다. 그런데 중독자는 화가 나면 술 생각

---

4) '7대 갈망 예방법'이 있다. 44~50제에 제시한 각 항목의 머리글자를 따서 '배화외피스활약'으로 외울 수 있다.

이 나서 술을 먹는다. 따라서 평소 화를 내지 않거나 화를 다스리는 훈련을 해야 한다. 일부러라도 웃는 연습을 하고, 유머러스하게 살도록 노력해야 한다.

46제 갈망 예방법 (3) 외롭지 말라(→ 소속되라)

중독자는 외로움을 느끼면 적적함을 술로 달랜다. 따라서 외롭지 않게 해야 한다. 외로움을 느끼지 않는 방법은 친구를 사귀거나 단체에 소속되는 것이다. 중독자는 친구 사귀기가 쉽지 않다. AA 후원자나 동료들이 좋은 친구가 되어 줄 수 있다. 또 AA에서 활동함으로써 소속감을 느낄 수 있다.

47제 갈망 예방법 (4) 피곤하지 말라(→ 자라)

피곤하면 쉽게 화가 나고, 화가 나면 중독자는 음주하게 된다. 중독자는 술을 강박적으로 마시듯이 일도 강박적으로 한다. 중독자처럼 일을 성실히 하는 사람이 없다. 그런데 이게 문제다. 너무 성실히 일하는 바람에 피곤해지고, 피곤해지면 음주하고, 음주하면 결근하고, 결근하면 해고된다. 따라서 피곤하지 않을 정도로 일해야 한다. 투잡을 뛰거나, 잔업 및 야근을 해서는 안 된다. 피로를 해소하기 위해 충분히 자야 한다.

48제 갈망 예방법 (5) 스트레스를 관리하라(→ 운동하라)

스트레스를 받으면 화가 나고, 화가 나면 중독자는 음주한다. 그래서 평소에 스트레스를 관리하는 훈련을 해야 한다. 이때 꼭 포함해야 할 방법은 운동이다.

49제 갈망 예방법 (6) 활동적으로 살라(→ 생활 계획표를 만들라)

항상 술을 마시던 사람이 술을 안 마시면 할 일이 없다. 빈 시간이 생기면 습관적으로 음주하게 된다. 빈 시간이 생기지 않도록 하루 생활 계획표를 만들어 활동적으로 살아야 한다.

50제 갈망 예방법 (7) 항갈망제(약)를 복용하라

갈망을 제어하기 쉽지 않으면 날트렉손이나 아캄프로세이트 같은 항갈망제를 먹는 것도 도움이 된다.

51제 나는 '7대 갈망 예방법'을 실천하고 있는가?

52제 갈망 대처법[5)]

이와 같이 음주 갈망을 예방하더라도 갈망은 생리적인 것이기에 의지

5) '8대 갈망 대처법'이 있다. 53~60제에 제시한 각 항목의 머리글자를 따서 '단전마취대권하하하'로 외울 수 있다.

와 상관없이 생기기 마련이다. 생긴 갈망에 내가 넘어가지 않고 내가 갈망을 넘길 수 있는 방법은 다음과 같다.

53제 갈망 대처법 (1) 단것 먹기

술은 쌀, 보리, 고구마 등의 탄수화물로 만든다. 밥(탄수화물)을 오래 씹으면 단맛이 난다. 단맛이 난다면 탄수화물이라는 말이다. 술의 원료가 탄수화물이고 단 것도 탄수화물이기에, 술 생각이 날 때 단것을 먹으면 술을 마시는 효과가 있다. 주머니에 단 음식을 가지고 다니다가 술 생각이 나면 이를 먹어라.

54제 갈망 대처법 (2) 전화 걸기

중독자는 한 번 술 생각이 나면 여기에 꽂혀 다른 것은 일절 생각나지 않는다. 평소 누군가에게 전화하는 연습을 해 둬야 한다. 그러기 위해서는 마음 편하게 전화할 수 있는 상대를 만들어야 한다. 술 생각이 날 때 이들에게 전화하라. 그러면 술에 대한 집착에서 벗어나게 될 것이다. 24시간 전화를 받아줄 수 있는 사람으로 AA의 후원자가 있다.

55제 갈망 대처법 (3) 마지막 취함 기억하기

술 생각이 날 때 마지막으로 취했을 때나 마지막으로 입원했을 때를 떠올려라. 이 방법으로 재음주를 참아 내고 위기를 극복하는 경우가 많다. 마지막으로 취했을 때 모습이 어땠는지 명함 크기의 종이에 적어 수첩에 넣고 다니길 바란다. 수시로 이것을 읽으면서 마지막으로 취했을 때를 잊지 말아야 한다.

56제 갈망 대처법 (4) 대체 활동

술은 참는 것이 아니라 대체하는 것이다. 음악을 듣든, 산책을 하든, 청소를 하든 그냥 참지 말고 무언가를 하라. 그러면 갈망의 위기를 넘길 수 있다.

57제 갈망 대처법 (5) 권주 대처

당신에게 술을 권하는 사람은 악마다. 중독이 뭔지 모르는 철부지다. 그 사람은 당신의 미래를 책임져 주지 않는다. 술을 권하는 것이 그의 자유듯, 술을 거부하는 것도 당신의 자유다. 그의 눈을 보며 단호하게 안 마신다고 말하라. 대신 음료수를 달라고 하라. 그리고 단주 1년간은 술이 나오는 모임에 참석하지 말라. 당신은 당신이 생각하는 것만큼 술의 유혹에 강하지 않다.

58제 갈망 대처법 (6) 한(하) 잔 주의

첫 잔에 무너진다. 한 잔만 마시려던 것이 결국 한 말이 된다. 첫 잔을 피하라.

59제 갈망 대처법 (7) 하루 단주

평생 음주하던 사람이 평생 단주할 생각을 하면 끔찍하다. 평생 단주가 쉽지도 않고 보장되지도 않는다. 그저 하루만 단주할 뿐이다. 10년을 단주한 사람도 하루만 단주한 것이다. 우리에게는 하루 이상의 단주 기간은 없다.

60제 갈망 대처법 (8) 하나님께 기도

기도는 효과가 있다. 이 말을 믿어라. 기도해서 밑질 것 없다. 신을 믿든 안 믿든 기도해 보라. 속는 셈 치고 기도해 보라. 효과를 경험할 것이다.

61제 나는 '8대 갈망 대처법'을 실천하고 있는가?

소감

6장

중독에서 벗어나 어떤 삶을 살고 싶나요?
— 회복 생활 —

"단주는 과정이다. 단주 이후의 삶이 치료의 최종 목표다."

단주에 성공했다고 다 끝난 것이 아니다. 오랜 세월 중독에 빠져 있었기 때문에 단주에 성공해도 이후 어떻게 살아야 할지 막막하다. 이 막막함이 해결되지 않으면 또 음주하게 된다. 이 시간에는 단주 이후의 '회복 생활recovered life'에 대해 생각해 보자.

62제 회복 생활(균형 생활)은 어떤 의미를 지니는가?

단주 이후의 회복 생활(균형 생활balanced life)이 어떤 의미를 지니는지 살펴보자.

1. 회복 생활이란 중독치료 이후의 삶이다: 단주만을 목표로 삼

는 중독자는 없다. 단주한 뒤 사회의 구성원으로서 삶을 누리고자 하는 것이 모든 중독자의 소망이다. 이처럼 회복 생활은 중독자들의 최종 목표다.

2. 회복 생활이란 중독 이전의 삶이다: 만일 중독자가 안 되었다면 어떤 삶을 살고 싶어 했을까? 그 삶은 중독치료 이후에 살고자 하는 삶과 다를 바 없다. 원래 살았어야 할 삶을 중독으로 말미암아 살지 못한 것이다. 이 삶이 바로 '회복 생활'이다.
3. 회복 생활은 중독의 재발 예방 생활이다: 중독에 빠졌던 이유는 무엇인가? 균형된 삶을 살지 않았기 때문이다. 따라서 단주 뒤에 회복된 삶을 산다면 중독에 빠질 위험이 매우 감소하게 될 것이다.
4. 회복 생활은 단주와 함께 가야 하는 생활이다: 단주가 전제되지 않으면 회복 생활은 불가능하고, 회복 생활이 유지되지 않으면 단주도 유지되지 않는다. 이렇게 단주와 회복 생활은 서로를 필요로 하고 지탱해 주는 관계다. 따라서 회복 생활과 단주 생활은 함께 가야 한다.
5. 회복 생활은 하루를 균형 있게 사는 삶이다: 회복 생활은 평생의 삶처럼 거창한 것을 의미하는 것이 아니다. 인생은 하루하루가 모여서 된 것이기에, 하루를 제대로 살면 인생이 제대로 된다. 따라서 회복 생활은 하루를 균형 있게 보내는 삶이다.
6. 회복 생활은 만인이 살아야 할 삶이다: 중독자가 되지 않았다면 살았어야 할 삶, 이는 누구라도 추구해야 할 보편적인 삶이다. 따라서 회복 생활은 중독자만 추구할 삶이 아니라 만인이 살아야 할 삶이다.

63제 회복 생활이란 구체적으로 어떻게 사는 것인가?

이제 회복 생활이 구체적으로 어떤 모습의 삶인지, 아래 8가지의 삶을 살펴보자.

64제 회복 생활 (1) 신체

중독자가 제일 먼저 손을 써야 할 곳은 신체 건강이다. 알코올 같은 물질 중독은 물론이고, 도박이나 게임 중독과 같은 행위 중독도 신체 건강을 심각하게 훼손한다. 신체 건강을 위해 음식, 운동, 위생, 용모에 신경 써야 한다.

65제 회복 생활 (2) 정신

중독자는 오랜 중독 생활로 신체뿐 아니라 정신도 많이 피폐해진다. 지적으로 혼미해지고, 감정적으로 우울하거나 기복이 있고, 의지적으로 무력하게 된다. 이런 정신을 회복하기 위해 독서, 글쓰기, 예술 활동, 취미 활동 등을 하는 것이 좋다.

66제 회복 생활 (3) 물질

중독자는 돈이 없다. 중독 행위를 위해 돈을 쓰고, 중독 행위를 하느라 돈을 벌지 못했기 때문이다. 이제 단주했으면 돈을 벌어야 한다. 그러나 나이가 들었거나 경력이 단절되어 돈벌이가 쉽지 않다. 돈을 쓰지 않는 절약도 돈벌이나 마찬가지다. 돈이 없다면서 흡연하거나, 도박과 게임에 빠져 있는 경우가 얼마나 많은가! 그 외에 시간 관리, 환경 정리도 물질 관리의 영역이다. 필요 없는 물건을 얼마나 많이 가지고 있는가! 정리 정돈이 되어 있지 않은 자신의 환경을 보라!

67제 회복 생활 (4) 관계

오랜 중독 생활로 관계가 손상되고, 소원해지고, 해체되었다. 이런 관계를 회복하기 위해 먼저 가족, 친구, 동창 등에게 연락해야 한다. 이들이 내게 끼친 해를 이해하고 용서하며, 더불어 내가 이들에게 끼친 해에 대해 사과하고 보상해 주어야 한다. 더는 타인에게 악행(불경, 미움, 외도, 절도, 거짓말)을 저지르지 말고, 대신 타인에게 덕행(공경, 생명 존중, 정절, 기부, 정직)을 베풀어야 한다.

68제 회복 생활 (5) 사명

단주했는데 할 일이 없다고 말하는 경우가 많다. 그냥 태어났고 그냥 때 되면 죽으면 된다고 생각하면, 단주해도 특별한 의미가 없다. 내가 무슨 일을 하려고, 즉 어떤 사명을 가지고 이 세상에 태어났는지 생각해 보아야 한다. 사명이라고 해서 거창할 필요는 없다. 내가 할 수 있는 범위 내에서 나의 역할을 찾으면 된다. 청소를 하더라도 사명감을 가지고 하는 것이 중요하다는 말이다.

69제 회복 생활 (6) 반성

저녁이 되면 하루를 제대로 살았는지, 잘못한 점은 없는지를 성찰해 봐야 한다. 모든 고통의 뿌리는 욕심이다. 따라서 반성할 때 과욕이 있었는지를 살펴보라. 반성을 위한 도구로 일지를 사용하면 좋다.

70제 회복 생활 (7) 휴식

일하기 위해 쉬는 것 같지만, 실은 쉬기 위해 일하는 것이다. 대표적인 쉼은 잠이며, 최후의 잠은 죽음이다. 그래서 우리 삶은 죽음을 향해 가고 있다. 다음 날의 삶을 준비하기 위한 휴식과 더불어 영원한 안식인 죽음의 연습으로서 휴식이 필요하다. 휴식으로는 한 시간마다 갖는 휴식, 야간 수면, 주말 휴식, 연휴, 휴가, 안식년 등이 있다.

71제 회복 생활 (8) 영성

영성은 다른 말로 철학이라 해도 좋다. 삶의 방향이나 목적을 의미한다. 영성은 나무의 뿌리나 집의 기초처럼 눈에 보이지 않지만, 가장 중요하다. 같은 칼이라도 의사가 쓰면 생명을 살리는 수술칼이 되지만, 강도가 쓰면 사람을 죽이는 칼이 된다. 그래서 칼을 쓰는 사람의 철학이 중요하다. 앞의 7가지 항목은 모두 영성을 기초로 한다. 영성을 성숙시키기 위해 우주가 존재하게 된 이유에 관한 기원 철학 및 나의 존재 목적을 사유하라. 모든 존재와 사건에 감사하고, 미래에 대한 희망과 초월자에 대한 믿음을 가져라. 기도, 명상, 경전 연구, 신앙적 모임에 참석해 활동하는 것이 좋다.

72제 '8대 회복 생활'을 매일 실천하는 택시 운전기사

'8대 회복 생활'을 쉽게 이해하도록 택시 운전기사를 예로 들어 보겠다.

> 어떤 택시 운전기사가 아침마다 기도하면서 오늘 하루 손님을 안전하고 편안하고 기분 좋게 목적지까지 모시는 것을 목적으로 운전하겠다고 다짐한다(영성). 안전한 운전을 위해 자신의 정신을 맑게 하고자 독서하고, 전날 과음도 하지 않고, 교통 정보나 법규를 잘 이해하고, 긴장을 풀고자 음악도 듣는다(정신). 체력을 위해 건강식, 운동, 운전 중 스트레칭 등을 한다(신체). 자동차도 정비하고, 좋은 연료를 사용하고, 안전하게 운전한다(물질). 손님을 태우면 친절하게 응대하며 목적지에서 기분 좋게 내려 준다(관계). 퇴근 후에는 정신 및 신체 관리, 택시 관리, 손님 대하기 등을 제대로 하고 있는지 업무 일지를 쓰면서 점검한다(반성). 택시 운전기사를 천직으로 여기고(사명), 이런 자세로 일을 마친 뒤 쉬다가 보람을 느끼며 잠자리에 든다(휴식).

이처럼 '8대 회복 생활'[6]은 누구나 추구해야 할 건강한 일상생활이다.

---

6) 회복 생활은 영성, 정신, 신체, 물질, 관계, 반성, 사명, 휴식 등 8가지 영역으로 구성되어 있기에, 이를 '8대 회복 생활'이라고 명명했다.

73제 회복 생활을 매일매일 어떻게 이어 가야 하는가?

'8대 회복 생활'은 매일매일 실천해야 한다. 영역별 핵심 행위를 하나씩만 꼽으면 다음과 같다.

1. 영성 활동: 기도
2. 정신 활동: 독서
3. 신체 활동: 운동
4. 물질 활동: 노동
5. 관계 활동: 봉사
6. 반성 활동: 일기
7. 사명 활동: 역할 수행
8. 휴식 활동: 숙면

소감

7장

재발하면 어떻게 대처하나요?
— 재발 관리 —

"재발 없이 회복되는 사람은 없다."

1장부터 6장까지 중독치료의 중요한 점을 상당 부분 다루었다. 하지만 이를 열심히 실천하더라도 단주/단도박/단약이 쉽게 되는 것은 아니다. 반드시 재발하게 되어 있다. 따라서 재발을 어떻게 다룰 것인지가 중독치료의 마지막 열쇠다. 이 시간에는 '재발 관리'에 대해 생각해 보자.

74제 재발이란 무엇인가?

1. '재발'이란 글자 그대로 '다시 발동이 걸린 것'이다. 술이든 도박이든 약물을 다시 하는 것이 재발이다. 자조 모임(AA, GA, NA 등)에서는 한 번이라도 중독 행위를 하면 재발로 본다. 임

상적으로는 한 번만 한 것은 미끄러짐slip, 하루 정도만 한 것은 실수lapse, 며칠이고 계속함으써 과거처럼 된 것은 재발relapse이라고 정의한다. 미끄러짐이든 실수든 재발로 이어질 수 있는 만큼, 자조 모임에서 미끄러짐이나 실수를 재발로 본다고 해서 너무 엄격한 잣대를 들이대는 것이라고 할 수는 없다.

2. 마약을 하던 사람이 음주를 시작하거나, 음주하던 사람이 도박을 하는 것처럼 다른 중독 행위를 하는 것을 대체 중독이라고 한다. 이것도 일종의 재발이다. 중독의 대상만 바뀐 것뿐이지, 중독 행위는 여전하기 때문이다.

75제 재발한 시점은 언제로 보는가?

그렇다면 어느 시점을 재발로 볼 것인가?

1. 쉽게 생각하면 술/도박/약물을 하는 날이 재발한 날이라고 볼 수 있지만, 이는 표면적인 것이다. 중독에 대한 인식이나 태도가 변한 순간부터가 재발의 시작이다. 구체적으로는 다음과 같다.
2. 중독의 정의, 즉 조절이 안 되는 병이라는 사실을 잊거나, 본인이 중독자임을 잊었을 때 재발이 시작된 것이다. 단주를 유지해 몸이 편해지면, 인간은 중독되었던 과거의 고생을 잊거나 중독의 정의와 본인이 중독자임을 잊는 날이 온다. 이렇게 중독의 정의를 잊거나 중독자임을 잊으면 머지않아 진짜 재발로 이어지게 된다.

3. 회복 활동(AA 모임, 외래 치료, 종교 활동 등)을 소홀히 할 때부터 재발이 시작된 것이다. 중독치료는 참는 것이 아니라 대체하는 것인데, 이러한 대체 활동을 소홀히 하게 되면 머지않아 진짜 재발하기 때문이다.

76제 열심히 했는데도 왜 재발하는가?

단주할 생각이 없다면 재발하는 것이 당연하다. 그런데 중독에 대해 많이 공부하고, 중독치료를 위한 의지도 있고, AA에도 다니는데 왜 재발할까? 그 이유는 다음과 같다.

1. 중독자 이전에 인간이기에 재발한다. 중독 외에 다이어트, 운동, 일기 쓰기 등의 새로운 습관을 오래 유지하는 것은 쉽지 않다. 따라서 단주/단도박/단약을 위한 새 습관이 쉽게 유지되지 않는 것은 당연한 일이다.
2. 중독은 원래 재발하는 병이다. 난치병이라는 뜻이다. 따라서 재발에 대해 너무 자책할 필요는 없다.
3. 중독은 실수를 통해 배우는 병이기 때문에 재발한다. 단번에 단주할 수 있을 것 같으면 중독되지도 않았을 것이다.
4. 회복하기 위해 쌓아야 할 것이 많은 만큼 시간이 걸린다. 오랜 시간이 걸리기에 그사이 재발할 수 있다.

77제 어떤 사람이 재발하기 쉬운가?

1. 단주할 생각이 없거나, 조절 음주를 하려는 사람이 재발 1순위다. 입원해 있어도 자의로 입원하지 않거나, 자의로 입원해도 단주할 생각이 없으면 퇴원하는 날 바로 슈퍼에 술을 사러 간다. 외래 치료를 다녀도 가족 손에 이끌려 억지로 오거나, 집에서도 가족들의 잔소리에 못 이겨 단주하고 있다면 오래가지 못한다.
2. 단주에 양가감정이 있는 사람도 쉽게 재발한다. 중독 행위의 단점에도 불구하고 장점에 대한 미련이 있는 사람은 중독 행위를 다시 하기 마련이다.
3. 단주하겠다고 결심해도, 입원 중 단주 생활을 준비하지 않은 사람은 재발한다. 가방만 들고 학교에 간다고 성적이 오르는 것은 아니다. 공부를 해야 성적이 오른다. 입원만 했다고 단주가 저절로 되는 것은 아니다.
4. 단주를 쉽게 생각하는 사람은 재발한다. 즉, 단주에 자신만만해하거나, 단주할 것이라고 굳게 맹세하거나, 재발한 사람을 비웃는 사람은 위험하다. 중독치료는 생각만큼 호락호락하지 않으며, 큰소리치다가 재발하면 더 위축될 수 있다.
5. 퇴원한 뒤 외래 치료나 AA에 방문하지 않는 사람은 재발하기 쉽다. 퇴원하면 제일 먼저 부딪히는 것이 하루를 어떻게 보낼 것이냐 하는 문제다. 할 일이 없는 경우가 많다. 우두커니 있으면 배운 게 도둑질이라고 음주하게 되어 있다.
6. 외래 치료에 성실하지 않은 사람은 재발한다. 약속 날짜에 오

지 않고, 과제를 하지 않고, 띄엄띄엄 방문하는 사람은 재발한다.

7. 병원 입원을 쉽게 생각하는 사람도 재발하기 쉽다. '까짓것, 마시고 또 입원하지 뭐'라고 생각하는 사람이 있다. 장기간의 중독 투병으로 인해 병원 입원을 대수롭지 않게 여기게 된 것이다.

78제 재발을 어떻게 예방할 것인가?

재발을 예방하기 위해서는 다음과 같이 기본에 충실해야 한다.

1. 중독은 조절 장애라는 사실을 잊지 말아야 한다. 조절 장애는 뇌에 생긴 것으로, 심리적으로는 절대 극복할 수 없는 상태다.
2. 내가 중독자임을 잊지 말아야 한다. 중독자는 하루하루 집행유예 상태의 사형수라는 사실을 잊지 말라는 말이다.
3. 이 책 1~6장의 모든 내용을 숙지하고 실천해야 한다.

79제 재발 시 잘못된 생각이나 대응에는 어떤 것이 있는가?

중독 증상이 재발하면 이에 제대로 반응해야 한다. 만에 하나 다음과 같이 반응하면 재발의 후폭풍이 더 커진다.

1. 재발한 것을 자책하는 경우다. 재발은 실패가 아니라 누구나 거치는 치료 과정이자 시행착오다. 재발을 통해서 배우면 된

다. 자책 대신 반성을 해야 한다.

2. 재발 후 자포자기하는 경우가 있다. 심한 경우 자살까지 한다. '나는 안 돼, 이 병은 죽어야 끝나'라는 생각으로 말이다. 거듭 말하지만, 재발은 당연한 것이다.
3. 재발을 부정한다. '이 정도는 괜찮아. 오늘만 마시면 돼'라고 생각한다.
4. 재발을 합리화한다. '이렇게 스트레스가 많은데 어떻게 안 마실 수가 있어'라고 말이다.
5. 재발 후 남 탓(투사)을 하는 경우가 있다. 가족이 이래서, AA 멤버가 재발했기 때문에 등등. 그러나 다 구실에 불과하다. 재발은 누가 시킨 것이 아니다. 본인이 한 것이다.

80제 재발했을 때 어떻게 대처할 것인가?

1. 음주를 통제할 수 없으면 시간 끌지 말고 즉시 입원하라. 일주일만 입원해도 좋다. 입원하는 것이 창피할 수도 있지만, 체면이 중요한 게 아니다. 중독은 죽고 사는 문제다.
2. 병원 주치의나 AA 멤버를 만나라. 이들이 조언해 줄 것이다.
3. 왜 재발했는지 이유를 파악하라. 뭔가 구멍이 있으니 재발한 것이다.
4. 특별히 실수한 것이 없는데 재발했다면, 과거의 단주 방법에 뭔가 부족한 점이 있다는 뜻이다. 새로운 방법으로 단주를 시도해 보라. 서양 속담에 이런 말이 있다. "같은 것을 투입하고 다른 결과를 바라는 것은 바보다." 과거 실패했던 단주 방법을

사용해 성공을 바라는 것은 바보라는 말이다.

5. 재발을 성장의 기회로 삼아라. 실패는 성공의 어머니다.
6. 포기하지 말라. 수학 시험에서 처음부터 100점 맞는 사람은 없다. 반복하다 보면 100점이 나온다.
7. 이 책의 1~6장을 다시 한번 정독하며 무엇을 실천하지 않았는지 파악하고, 그것을 실천하라.

소감

8장

중독치료의 맥을 잡고 있나요?
— 중독치료 개요 —

"중독치료의 나무와 숲을 모두 알아야 성공할 수 있다."

그냥 안 마시면 간단하게 중독이 치료될 것 같지만, 이렇게 안 마시는 것이 쉽지 않다. 안 마시기 위해 해야 할 일을 앞서 설명했다. 당신이 알고 실천해야 할 점을 질문 형식으로 정리하면 다음과 같다.

1. 중독이 어떤 병인지 알고 있나요?_중독의 정의

□ 01. 중독의 핵심 증상이 조절 장애라는 것을 아는가?

□ 02. 중독 진단 기준에 따르면 당신은 중독자인가?

□ 03. 중독으로 인한 삶의 현주소는 어떠한가?

□ 04. 중독을 해결하지 않으면 죽음으로 인생이 끝난다는 것에 동의하는가?

□ 05. 중독은 뇌의 문제인가, 심리적 문제인가?

□ 06. 중독의 심리적 핵심 문제가 자기중심주의임을 인정하는가?

2. 중독이라는 사실을 인정하고 있나요?_중독 인정

□ 07. 뇌의 음주 조절 기능이 영구히 손상되었다는 것을 인정하는가?

□ 08. 다시 음주를 시작하면 머지않아 폭음하게 될 것을 인정하는가?

□ 09. 한 잔이라도 술을 마시면 안 된다는 것을 인정하는가?

□ 10. 중독자라는 사실을 인정하기 어렵다면, 그 이유는 무엇인가?

□ 11. 중독자라는 사실을 인정했음에도 또 술을 마시는 이유는 무엇인가?

□ 12. 중독자라는 사실을 인정하는 것은 왜 중요한가?

□ 13. 중독자라는 사실을 인정하는 것이 수치스러운가?

□ 14. 중독자라는 사실을 인정하니 절망감을 느끼는가?

3. 중독에서 정말 벗어나고 싶나요?_중독치료 동기

□ 15. 중독치료 동기가 왜 중요한가?

□ 16. 당신의 중독치료 동기는 무엇인가?

□ 17. 만일 중독치료 동기가 없다면 그 이유는 무엇인가?

□ 18. 중독이 당신의 인생에 미친 폐해는 무엇인가?

□ 19. 중독이 유지된다면 당신의 인생은 어떻게 될 것인가?

□ 20. 단주하면 좋은 점은 무엇인가?

□ 21. 단주를 지속하면 당신의 인생이 어떻게 될 것인가?

□ 22. 당신이 치료받는 이유는 무엇인가?

□ 23. 치료에 걸림돌이 되는 것은 무엇인가?

□ 24. 치료의 목표가 단주인가, 절주(조절 음주)인가? 그 이유는 무엇인가?

4. 중독치료를 위해 도움을 받고 있나요?_중독치료 자원

□ 25. 혼자 힘으로 중독에서 벗어나려고 하는가?

□ 26. 혼자서 중독에서 벗어나려고 했을 때, 결과는 어땠는가?

□ 27. 중독치료에 도움이 필요한가? 있다면 왜 필요한가?

□ 28. 중독치료에 도움이 필요 없다면, 왜 필요 없는가?

□ 29. 중독치료 도우미를 확보했는가?

□ 30. 단주 서적을 매일 읽는가?

□ 31. 단주 모임에 매일 참석하는가?

□ 32. 회복을 도와줄 동반자와 매일 소통하는가?

□ 33. 회복 일지를 매일 쓰고 있는가?

□ 34. 병원, 지역 사회 중독센터 등에서 의사, 간호사, 사회복지사, 임상심리사 등으로부터 도움을 받고 있는가?

□ 35. 종교가 있다면 매일 경전 읽기와 기도를 하고, 정기 모임에 참석하는가?

□ 36. 가족의 도움을 받고 있는가?

□ 37. 도움받는 사람의 자세는 어때야 한다고 생각하는가?

□ 38. 단주가 가능하다고 믿는가?

5. 갈망 관리법(단주 기술)을 익혔나요?_갈망 관리

□ 39. 음주 갈망(생각)이 생기면 죄의식을 느끼는가?

□ 40. 음주 갈망 시 마땅히 죄의식을 가져야 하는가?

□ 41. 갈망 관리의 핵심은 무엇인가?

□ 42. 음주 갈망이 생기지 않게 하는 방법을 알고 있는가?

□ 43. 음주 갈망을 예방하기 위해 어떤 방식으로 배고픔을 관리하는가?

□ 44. 음주 갈망을 예방하기 위해 어떤 방식으로 분노를 관리하는가?

□ 45. 음주 갈망을 예방하기 위해 어떤 방식으로 외로움을 관리하는가?

□ 46. 음주 갈망을 예방하기 위해 어떤 방식으로 피곤함을 해소하는가?

□ 47. 음주 갈망을 예방하기 위해 어떤 방식으로 스트레스를 관리하는가?

□ 48. 음주 갈망을 예방하기 위해 항갈망제를 복용하는가?

□ 49. 항갈망제를 복용하고 있다면, 효과가 있는가?

□ 50. 항갈망제를 복용하지 않는다면, 그 이유는 무엇인가?

□ 51. 음주 갈망이 생겼을 때 대처하는 방법을 알고 있는가?

□ 52. 음주 갈망 시 단것을 먹는가?

□ 53. 음주 갈망 시 다른 사람에게 전화를 거는가? 전화 걸 곳이 있는가? 새벽 3시라도 전화를 받아 줄 사람이 있는가?

□ 54. 음주 갈망 시 마지막으로 취했을 때를 기억하는가?

□ 55. 음주 갈망 시 음악 듣기, 산책, 청소 등의 방법으로 갈망을

분산시키는가?

- ☐ 56. 누군가가 술을 권하면 어떻게 하는가? 거절할 수 있는가? 거절하는 방법을 알고 있는가?
- ☐ 57. 첫 잔을 피하고 있는가?
- ☐ 58. 첫 잔을 왜 피해야 하는가?
- ☐ 59. 첫 잔을 피하지 않는다면, 그 이유는 무엇인가?
- ☐ 60. 단주를 평생 하려고 하는가, 아니면 하루만 하려고 하는가? 이 둘의 차이는 무엇인가?
- ☐ 61. 만일 종교가 있다면, 음주 갈망이 생길 때 절대자에게 도움을 청하는 기도를 드리는가?

6. 중독에서 벗어나 어떤 삶을 살고 싶나요?_회복 생활

- ☐ 62. 단주에 성공한 것으로 중독치료가 끝났다고 생각하는가? 만일 그렇지 않다면 그 뒤에 이루어야 할 것은 무엇인가?
- ☐ 63. 단주와 회복 생활의 관계는 무엇인가?
- ☐ 64. 회복 생활은 어떤 삶이라고 생각하는가?
- ☐ 65. 신체 건강을 위해 어떤 활동을 하는가?
- ☐ 66. 정신 건강을 위해 어떤 활동을 하는가?
- ☐ 67. 시간을 어떻게 관리하는가?
- ☐ 68. 노동하고 있는가?
- ☐ 69. 재정을 어떻게 관리하는가?
- ☐ 70. 환경 정리 및 청소를 하는가?
- ☐ 71. 관계를 회복하거나 주위 사람과 친해지기 위해 어떤 노력을 기울이는가?

☐ 72. 휴식과 수면을 충분히 취하는가?

☐ 73. 당신의 사명은 무엇인가?

☐ 74. 매일 사명 추구 활동을 하는가?

☐ 75. 일지를 쓰면서 반성하는가?

☐ 76. 영성을 성숙시키기 위해 어떤 활동을 하는가?

☐ 77. 매일 기도, 독서, 운동, 노동, 봉사, 사명 추구, 일기, 숙면 취하기를 하는가?

7. 재발하면 어떻게 대처하나요?_재발 관리

☐ 78. 재발이란 무엇인가?

☐ 79. 재발의 시점을 언제로 보는가?

☐ 80. 열심히 노력하는데도 왜 재발하는가?

☐ 81. 어떤 사람이 재발하기 쉬운가?

☐ 82. 재발을 어떻게 예방할 것인가?

☐ 83. 재발 시 하게 되는 잘못된 생각이나 대응은 어떤 것이 있는가?

☐ 84. 재발했을 때 어떻게 대처할 것인가?

중독치료는 절대로 간단하지 않다. 그러나 길은 있다! 각자에게 필요한 중독치료의 맥을 찾기를 바란다.

2부

중독치료의 핵심 80제 워크북

1부 '중독치료의 핵심 80제'를 한 번 읽고 단주할 수 있으면 얼마나 좋겠는가? 음주를 머리가 아닌 몸으로 한 것처럼, 단주도 머리가 아닌 몸으로 하는 것이기에 지식이 습관이 되어야 한다. 이를 위해 1부 내용을 워크북 형식으로 복습할 수 있도록 2부 '중독치료의 핵심 80제 워크북'을 마련했다. 항목 하나하나마다 성의 있게 답하며 몸으로 익혀 나가기를 바란다. 아는 자가 아니라 실천하는 자만이 단주의 정상에 이르게 될 것이다.

1장

중독이 어떤 병인지 알고 있나요?
— 중독의 정의 —

"중독은 끊지 않으면 죽는 병이다."

중독은 고치기 정말 어려운 병이다. 중독자 자신도 회복하기 힘들고, 가족들도 중독자와 함께 힘들어하고, 치료자도 중독자의 회복을 돕는 것이 힘들다. 중독은 고치기 어렵지만, 중독에서 벗어난 사람도 많다. 여러분도 그렇게 될 수 있다는 희망을 주고자 이 글을 썼다.

이 시간에는 '중독이란 어떤 병인지' 생각해 보자. 이 책에서는 주로 알코올 중독을 언급하는데, 알코올이 흔한 중독 물질이기 때문이다. 그러니 알코올 중독뿐 아니라 모든 중독에 대해 기술한 것으로 생각하길 바란다.

문제 1 다음의 경우 중독인가요?

1. 김씨는 매일 소주를 3병씩 마신다. 그러면서도 다음 날이면 제 시간에 출근해 맡은 업무를 잘 해낸다. 김씨는 일을 제대로 하지만 매일 소주를 3병씩 마시므로 중독자다. (그렇다, 아니다)
2. 박씨는 식사 때마다 술을 조금씩 마신다. 반주 정도로만 마시기 때문에 중독자가 아니다. (그렇다, 아니다)
3. 이씨는 주중에는 술을 마시지 않고 토요일에만 폭음한다. 술을 마실 때마다 필름이 끊기고 부부싸움을 하지만, 매일 술을 마시는 것은 아니므로 중독자는 아니다. (그렇다, 아니다)
4. 문씨는 소주나 양주가 아닌 막걸리나 와인만 마신다. 따라서 중독될 수 없다. (그렇다, 아니다)

【답】 중독은 음주 양상이 아니라 음주 결과로 판단된다.

중독이 어떤 병인지를 알기 전에 먼저 중독에 대한 오해 몇 가지를 살펴보자.

1. 술을 많이 마시면 중독이라고 생각하는 사람들이 있다. 많이 마시는 사람을 '위험 음주자'라고 한다. 물론 술을 많이 마시면 중독자가 될 가능성이 커지지만, 그렇다고 모두 중독자가 되는 것은 아니다. 음주로 인해 문제를 일으킬 때 비로소 중독자라고 명명한다. 즉, 음주의 양이 아닌 음주의 결과로 중독 여부를 판단한다.
2. 술을 반주 정도로만 마시면 중독이 아니라고 생각하는 경

우도 있다. 매일 조금씩 음주하는 유럽식 음주와 폭음하는 미국식 음주로 구별하기는 하지만, 음주 패턴과 관계 없이 그 결과로 중독 여부를 판단한다.

3. 주말에만 술을 마시면 중독이 아니라고 생각하는 사람도 있다. 일하기 위해 주중에 음주를 조심하는 것은 사려 깊은 행동이지만, 주말에 폭음해 가족들을 힘들게 하거나 몸을 혹사한다면 이 또한 중독일 가능성이 크다.
4. 소주 같은 독한 술이 아닌 막걸리, 맥주, 와인 같은 순한 술을 마시면 중독이 아니라고 생각하는 경우가 있다. 물론 순한 술을 먹으면 몸에 주는 부담이나, 음주 다음 날 후유증도 적은 것이 사실이다. 그러나 술의 도수와 관계없이 음주로 인해 문제가 생긴다면 중독이다.
5. 직장 생활을 잘한다고 중독이 아닌 것은 아니다. 결근 없이 직장 생활을 잘해도 과음으로 간 수치가 높거나, 필름이 끊기거나, 술 냄새를 풍기며 출근하거나, 회식 자리에서 취해 소리를 지르는 등의 모습이 있다면 중독일 가능성이 있다.

소감

년 월 일( )

【주의】 문제마다 바로 아래에 답이 있습니다. 이를 보지 않고 답해야, 워크북의 효과를 높일 수 있습니다. 각 페이지에 있는 답을 종이로 가리고 문제에 답해 보세요.

문제 2 중독의 핵심 증상을 네 글자로 표현하면 무엇일까요?

【답】 중독의 핵심 증상은 무엇인가?

중독이란 무엇인가? 중독의 핵심 증상은 '조절 장애'며, 그 의미는 다음과 같다.

1. 음주 갈망이 생기면 참을 수 없어 마신다.
2. 한 잔 들어가면 통제가 되지 않는다.
3. 중독되었다는 사실을 알면서 또 마신다.
4. 단주를 결심해도 다시 마신다.

소감

문제 3 만일 당신이 의사라면, 어떤 모습을 보이는 사람을 중독자라고 진단할까요?

【답】 나는 중독자인가?

당신이 조절 장애가 있는 사람, 즉 중독자인지를 어떻게 판단할 수 있을까? 다음 중 몇 가지에 해당하는지 점검해 보자.

1. 전보다 음주량이 증가했다. (내성)
2. 안 마시면 불안, 불면, 손 떨림이 있다. (금단)
3. 한 병만 마셔야지 했지만 폭음으로 이어진다. (의도 초과 음주)
4. 술을 끊거나 줄이려고 했지만 안 된다. (음주 축소 불가)
5. 술의 구매, 소비, 해독 등에 많은 시간을 쓴다. (시간 허비 음주)
6. 술 생각이나 갈망이 있다. (음주 갈망)
7. 음주로 직장, 학교, 가정 등에서의 역할이 손상된다. (역할 손상 유발 음주)
8. 음주로 대인관계가 손상된다. (관계 손상 유발 음주)
9. 음주로 사회 활동, 직업 활동, 취미 활동 등이 손상된다. (활동 축소 유발 음주)
10. 음주운전 같은 위험한 상황에서도 음주한다. (신체 위험 상황 음주)
11. 음주로 심리 · 신체적 손상이 온다. (심신 손상 유발 음주)

이상의 11가지 중독 진단 기준 중 1년 내 두 가지 이상 해당하면 중독이다.

소감

문제 4 당신 주변의 중독자들은 어떤 식으로 살고 있나요?

【답】 중독자의 삶은 어떻게 되는가?

중독에서 벗어나지 못하면, 중독은 다음과 같이 삶의 전 영역을 망가뜨릴 것이다.

1. 영적(철학적)으로는 자기중심주의에 빠지고, 인생의 목표를 상실한 채 방황하게 된다.
2. 정신적으로는 지적인 면에서 기억력이나 이해력이 떨어지고, 감정적인 면에서는 감정 기복이 심해지거나 우울증에 빠진다. 의지적인 면에서는 무력하게 되고 무계획적으로 살게 된다.
3. 신체적으로는 알코올이 혈액을 타고 전신에 퍼져 많은 병에 걸린다.
4. 경제적으로는 음주하느라 돈을 쓰고, 음주 때문에 실직해 돈을 벌지 못하게 되면서 매우 가난해진다.
5. 사회적으로는 가정이 붕괴되고, 친척이나 친구도 떠나 혼자 남게 된다.

소감

문제 5 중독자의 최후는 어떻게 될까요?

【답】 중독자의 인생의 끝은 어떻게 되는가?

중독자라면 인생의 결말은 다음 중 한 가지다.

1. 단주: 2년 단주하면 대개 평생 단주한다.
2. 절주(조절 음주): 극히 일부만 가능하다.
3. 단주/절주와 폭음 반복: 입 · 퇴원을 반복한다.
4. 감금 생활: 정신병원에서 퇴원하지 못하고, 교도소에 들락날락할 수 있다.
5. 정신병: 조현병(정신분열병)이나 치매에 걸린다.
6. 사망: 자살, 사고(추락, 교통사고 등), 병사(심장마비, 간경화 등)로 조기 사망한다.

위의 6가지 중에서 '절주'(2번)는 매우 힘든 것이기에, 사실 단주를 지속하지 않는 한 3~6번으로 인생을 마감하게 된다. 한마디로 중독은 죽는 병이다.

소감

문제 6 중독은 뇌의 문제일까요? 아니면 심리적인 문제일까요?

【답】 중독은 뇌의 문제인가, 심리적 문제인가?

중독은 뇌의 문제일까, 심리적인 문제일까? 많은 중독자의 경우 유전적으로 중독에 취약한 뇌를 가지고 있다. 그러나 장기간 많은 양을 마시지 않는다면 중독되지 않는다. 즉, 신체적 취약성을 가지고 있긴 하지만 심리적으로 방만하게 음주했기에 중독자가 되는 것이다. 일단 중독자가 되면 갈망이나 주취 행동은 중독된 뇌에서 비롯하지만, 중독된 뇌에 술을 넣지 않기 위해서는 심리적으로 노력해야 한다.

소감

문제 7 나는 어떤 마음의 문제로 인해 중독자가 되었나요?

【답】 중독의 심리적 핵심 문제는 자기중심주의다.

중독의 원인에는 유전적인 면이 있다. 그리고 음주를 허용하는 사회 분위기도 또 하나의 원인이다. 이 같은 유전이나 사회 분위기는 개인이 통제할 수 없는 부분이다. 개인이 통제할 수 있는 것은 각자의 마음뿐이다. 그렇다면 마음의 무엇이 문제이기에 중독에 빠지게 되었을까? 바로 '자기중심주의(자기 집착, 교만)' 때문이다. 자기중심주의는 다음과 같이 중독의 원인, 진단, 치료에 모두 문제를 일으킨다.

1. 어느 날 갑자기 중독되는 것이 아니다. 과도한 음주로 인해 문제가 생기기 시작할 때 중독의 조짐이 나타난다. 이때 가족이나 동료들이 과음에 대해 경고한다. 이 경고를 받아들였다면 중독으로 진행되지 않았을 것이다. 그러나 '자기중심주의' 때문에 타인의 조언을 경청하지 않고 계속 음주한 결과, 중독으로 진행된 것이다. 이처럼 자기중심주의는 중독의 원인이 된다.
2. 중독된 뒤에는 다른 사람이나 치료자가 중독이라고 말해줘도 '자기중심주의' 때문에 이를 귀담아듣지 않는다. 이처

럼 자기중심주의는 중독의 진단을 방해한다.

3. 치료자가 단주 방법을 가르쳐 주지만, '자기중심주의' 때문에 치료자의 조언을 듣지 않아 중독이 악화된다. 이렇게 자기중심주의는 중독의 치료를 지연시킨다.

중독에 걸린 것이 나 하나만의 책임은 아니지만, 나의 책임도 분명히 있다. 나의 책임은 바로 자기중심주의다. 이를 극복해야 중독에서 벗어날 수 있다.

소감

2장

중독이라는 사실을 인정하고 있나요?
— 중독 인정 —

"중독이라는 사실을 인정할 때 치료의 희망이 보인다."

중독자가 중독이 어떤 병인지 안다고 해서 본인이 중독자라는 사실을 반드시 인정하는 것은 아니다. 중독을 정확하게 이해하는 것도 어렵지만, 중독이라는 사실을 인정하는 것 역시 쉽지 않은 과정이다.

한 정신과 의사가 있었다. 그는 중독병동을 운영했는데, 그만 자신이 알코올에 중독되고 말았다. 이 의사만큼 중독을 이론적으로 잘 이해하는 사람은 많지 않을 것이다. 그러나 막상 알코올 중독이 자신의 문제가 되자, 그는 이를 인정하지 않았다.

이 시간에는 '중독 인정'에 대해 생각해 보자.

문제 8 '중독 인정'은 무엇을 인정하는 것인가요? 중독을 인정하더라도 인정하는 내용이나 정도는 사람마다 다릅니다. 그리고 과거와 지금, 중독을 인정하는 내용이나 정도가 다를 수 있습니다. 중독을 인정한다는 것은 구체적으로 무엇을 인정한다는 말일까요?

【답】 중독이라는 사실을 인정하는 것은 구체적으로 무엇을 인정하는 것인가?

중독치료를 위해서는 가장 먼저 중독이라는 사실을 인정해야 한다. 중독 인정이란 다음 사항을 인정하는 것이다.

1. 나의 뇌에 있는 음주 조절 기능이 영구적으로 손상되었다.
2. 음주를 재개하면 당일 혹은 머지않아 결국 폭음으로 이어진다.
3. 한 잔이라도 마시면 안 된다.

만일 이 세 가지 중 하나라도 인정하지 않았다면, 자신이 중독자라는 사실을 아직 인정하지 않은 것이다. 그렇다면 중독의 늪으로 점점 깊이 빠져들게 될 것이다.

소감

년　　월　　일(　　)

문제 9 중독을 인정하지 않는다면, 그 이유는 무엇인가요? 중독 인정을 주저하는 이유가 있나요?

【답】왜 중독 인정이 어려운가?

중독이라는 사실을 인정해야 치료 단계로 나아갈 수 있다. 그러나 많은 중독자가 자신이 중독자임을 인정하지 않는다. 그 이유는 다음과 같다.

1. 중독 문제를 제대로 보지 못하기 때문이다. 중독자 주변에는 중독자가 많다. 그래서 자기가 중독자라면 주변 사람 모두 중독자라는 논리가 되어, 자신이 중독임을 알아차리기가 쉽지 않다. (부정)
2. 본인이 마시고 싶어서 마시는 것이 아니라 상사가 권하기 때문이라는 등 음주의 구실을 외부에서 찾는다. (투사)
3. 사회생활을 하기 위해, 영업하기 위해서는 음주해야 하지 않겠느냐고 항변한다. (합리화)
4. 술로 간이 망가졌지만 조금만 마시면 된다고 생각하거나, 수십 차례 조절 음주에 실패했지만 다시 시도하면 될 것이라고 믿는다. (비합리성)
5. 주말에만 마시기 때문에 중독이 아니라고 생각한다. 주말에

만 마시더라도 음주로 문제가 생긴다면 당신은 중독자다.

6. 어쩌다 한 번 음주 문제를 일으키므로 중독자가 아니라고 생각한다. 매일 도둑질하는 도둑놈은 없다. 1년에 한 번만 도둑질해도 도둑놈이다. 음주 문제를 1년에 한 번만 일으켜도 중독자다.

소감

년 월 일( )

문제 10 중독을 인정했음에도 중독 행위를 계속하고 있다면, 그 이유는 무엇인가요?

【답】 중독을 인정했음에도 불구하고 왜 또 마시는가?

중독을 인정하는 것이 어렵기는 하지만, 인정했다고 꼭 단주하는 것도 아니다. 다음과 같은 이유로 중독이라는 사실을 인정한 후에도 계속 음주하게 된다.

1. 중독이라는 사실을 제대로 인정하지 않았기 때문이다. 중독을 제대로 인정한다는 것은 음주 조절 능력의 영구적 손상, 재음주 시 폭음화, 첫 잔 불가라는 것을 인정하는 것인데, 이를 100% 받아들이지 않고 중독을 인정했다고 생각한다. 이렇게 되면 반드시 '조절 음주'를 시도하게 된다. (절주 망상)
2. 중독을 인정하는 것만으로는 단주가 되지 않는다. 단주 기술을 익히지 않으면 또 음주하게 된다. (단주 기술 부족)
3. 음주 갈망은 매우 강한데, 이에 대처하는 방법이 없으면 음주하게 된다. (갈망 대처 무전략)
4. 폭음으로 고생하다가 몸이 조금 나아지면, 폭음으로 힘들었던 일을 잊어버리고 또 마신다. (망각)

5. 술을 끊어도 삶의 희망이 없기에 중독을 인정해도 계속 마신다. (절망감)
6. 단주를 시도했지만 계속 실패했기에 그냥 마시다가 죽겠다고 한다. (자포자기)
7. 술을 안 마시는 삶은 재미가 없기에 차라리 마시고 죽겠다고 한다. (쾌락주의)
8. 본인의 의지로 단주가 가능하다고 생각하다가 또 마시게 되는 경우가 많다. 본인의 의지만으로 단주가 되는 경우도 있지만, 대개 자신의 의지**意志**에 치료 자원에 대한 의지**依支**가 함께 있어야 단주가 오래 유지된다. (외부 자원에 대한 의지**依支** 부족)

소감

년 월 일( )

문제 11 중독 인정이 중요한 이유는 무엇인가요?

【답】왜 중독 인정이 중요한가?

내가 중독이라는 사실을 인정하는 것이 중요한 이유는 다음과 같다.

1. 중독이라는 사실을 인정해야 현재 나의 위치를 알 수 있고,
2. 그래야 '중독에서 벗어나기'라는 목표를 설정할 수 있기 때문이다.

소감

문제 12 중독을 인정하는 것이 수치스러웠나요? 왜 그런 느낌이 들었나요?

【답】 중독을 인정하는 것은 수치스러운 일인가?

대부분 중독이라는 병에 걸렸다는 것을 인정하고 싶어 하지 않는다. 중독자 하면 모든 것을 다 잃어버린 사람, 인생의 패배자 등이 연상되기 때문이다.

부처님도 병들어 돌아가셨듯이, 생로병사는 만인이 피할 수 없다. 중독도 수많은 병 중 한 가지에 걸린 것뿐이다.

그리고 중독된 것이 전적으로 당신만의 책임은 아니다. 수많은 요인에 의해 중독에 빠진다. 이제 와서 중독의 원인이나 책임을 따져서 무엇하겠는가! 어떻게 하면 중독에서 벗어날지를 생각하는 것이 중요하다.

소감

년 월 일( )

문제 13 중독을 경험하고 있다는 사실이 절망스러운가요? 그 이유는 무엇인가요?

【답-1】 중독을 인정하는 것이 절망적인가?

어떤 사람이 못생겼다고 한다면 이는 잘생긴 사람이 있기 때문에 하는 말이다. 마찬가지로 자신이 중독자임을 인정하는 것은 회복된 상태가 있다는 것을 전제로 한다. 중독을 인정하지 않으면 회복을 목표로 삼을 수 없지만, 중독을 인정하는 순간 회복을 목표로 삼게 된다. 중독을 인정하는 것은 절망이 아니라 희망의 순간이 된다.

【답-2】 중독치료의 가장 큰 적은 절망이다.

어떤 중독자는 입원한 사람 중에 회복된 사람이 없다며 중독치료에 회의감을 갖는다. 입원한 사람 중에 회복자가 없는 것은 당연하다. 회복자는 재입원하지 않기 때문이다. 중독은 어렵지만 분명히 회복되는 병이다. 이를 믿어야 한다. 이 믿음의 출발점은 자신이 중독자인지를 분간하는 것이다. 중독치료의 첫 단추는 중독 인정에 있다.

소감

년 월 일( )

문제 14 중독에서 벗어날 수 있다고 확신하나요? 그 근거는 무엇인가요? 확신이 없다면 그 이유는 무엇인가요?

【답】 모든 문제에는 답이 있다.

중독에서 벗어나기는 어렵다. 당신이나 치료자가 무능해서 그런 것이 아니라, 중독이라는 병이 난치병이기 때문이다.

그래도 암보다는 희망적이다. 암은 아무리 노력해도 죽을 사람은 죽는다. 그러나 중독은 포기하지 않으면 100% 치료된다. 그러니 회복의 미소를 짓는 순간까지 포기하지 않기를 바란다.

소감

3장

중독에서 정말 벗어나고 싶나요?
— 중독치료 동기 —

"중독치료를 위한 뜻이 있으면 중독치료의 길이 보인다."

중독이 어떤 병인지 이해하고 자신이 중독자라는 사실을 인정했다고 해서, 중독을 치료하겠다고 마음먹는 것은 아니다.

어떤 환자는 이렇게 말한다. "나, 알코올 중독자야. 그래서 어쩔 건데? 나, 이렇게 마시다가 죽을래." "나는 케타민이 너무 좋아. 평생 케타민을 사용하면서 살 거야."

중독되었다는 사실을 인정하더라도, 중독치료를 위한 뜻이 없다면 중독에서 벗어나지 못한다. 이 시간에는 '중독치료의 동기'에 대해 생각해 보자.

년 월 일( )

문제 15 어떤 일에 대해 동기가 생겨 적극적으로 추진했던 경험이 있나요? 중독 이외의 일에 대해 어떤 동기가 생겨 해결했거나 추진했던 경험을 떠올려 보세요.

【답】 중독치료의 동기가 있어야 회복이 시작된다.

철학자 니체는 "왜 사는지 알면 어떻게든 살아간다"라고 말했고, 『보도 섀퍼의 돈』의 저자는 "돈을 벎에 있어서 돈을 왜 버는가가 90%고, 어떻게 벌 것인가는 10%다"라고 했다. 결국 인간의 행동을 움직이는 데는 방법론도 중요하지만, 더 근본적인 것은 '동기'라는 말이다.

엄마가 자녀에게 공부하라고 잔소리하고 좋은 과외 선생님을 붙여 주어도, 아이에게 공부할 동기가 없다면 공부하지 않거나 하는 척만 하고 성적은 오르지 않는다. 마찬가지로 단주하라고 가족이 아무리 애원하고 치료자가 아무리 좋은 교육과 상담을 해 줘도, 중독자 자신에게 단주할 생각이 없으면 단주는 안 된다.

소감

년 월 일( )

문제 16 중독치료를 주저하는 이유는 무엇인가요?

【답】왜 단주의 동기가 없는 것일까?

중독자들에게 단주의 동기가 없는 이유는 무엇일까? 다음 내용을 생각해 볼 수 있다.

1. 중독에 대해 모르기에 단주할 동기가 없다. 생각이 바뀌면 태도가 바뀌고, 태도가 바뀌면 행동이 바뀐다. 생각이 바뀌는 데 크게 이바지하는 것은 지식이다. 중독자는 중독을 아는 것 같지만, 실은 중독의 핵심을 애써 외면하려고 한다. 예를 들면, 중독은 뇌의 병이다. 뇌가 한 번 중독되면 음주 조절이 영원히 불가하다. 중독자들은 이 같은 기본적인 사실을 모르거나, 알면서도 모르는 척하며 계속 음주한다.
2. 중독자들은 '조절 망상'에 걸려 있기에 단주하지 않는다. 수많은 실패에도 불구하고, 조심해서 마시면 폭음으로 이어지지 않을 것이라는 '굳은' 믿음이 있다. 조현병 환자들의 망상이 우리 눈에 황당하게 보이듯이, 중독자들이 가지고 있는 조절 망상도 제삼자가 보면 황당하게 보인다. 그러나 진짜 '망상'이기에 잘 꺾이지 않는다.
3. 중독의 쓴맛을 보지 않았을 경우, 단주의 동기가 없을 수

있다. 불행히도 대부분 중독으로 모든 것을 잃고 난 후에야 '이렇게 살면 안 되겠구나' 하며 단주를 결심한다. 지혜로운 사람은 모든 것을 잃기 전에 단주를 결심한다.

4. 단주를 시작하기에는 이미 너무 많은 것을 잃었다. 마음과 몸의 건강, 돈, 가족을 잃었다. 그리고 나이도 많다. 단주하더라도 이후에 넘어야 할 산이 너무 많다. 이런 생각에 압도되어 단주할 마음이 생기지 않는다.
5. 중독자들이 겪은 단주 실패는 한두 번이 아니다. 10년 이상 중독의 늪에서 뒹굴다 보면 있던 단주 동기도 없어지는 것이 당연하다.
6. 단주 동기가 없는 가장 큰 이유는 '왜 사느냐'에 대한 답이 없기 때문이다. 인생은 길이가 아니다. 하루를 살더라도 의미와 재미와 보람이 있게 살면 된다. 단주한 뒤 내일, 10년 뒤를 어떻게 살 것인지도 중요하지만, 오늘 하루를 어떻게 보낼 것인지가 가장 중요하다. 따라서 오늘 하루를 위해 단주할 수 있다.

소감

단주 동기를 형성하는 데 도움이 되는 질문들[7)]

치료자가 중독자를 보면 '아, 머지않아 돌아올 수 없는 다리를 건너겠구나'라는 안타까움을 느낄 때가 매우 많다. 그렇다고 해도 중독자에게 단주하라고 말하지 않는다. 이 말이 소용없다는 것을 알기 때문이다. 그 대신 다음과 같이 질문하며, 중독자 스스로 자기 인생의 방향을 어떻게 잡을 것인지 판단하게 한다.

문제 17 치료 동기 탐색 (1) 중독의 폐해는 무엇인가요?

많은 중독자가 놀랍게도 중독의 폐해를 잘 파악하지 못하고 있다. 간이 술로 망가진 것을 폐해로 보지도 않으며, 가족들이 고통받고 있다는 것도 전혀 눈치채지 못한다. 중독으로 인한 폐해 목록을 작성해 보라.

7) '7대 치료 동기'가 있다. 문제 17~23에 제시한 각 항목의 머리글자를 따서 '중중단단치치치'로 외울 수 있다.

문제 18 치료 동기 탐색 (2) 중독이 지금처럼 진행된다면 인생은 어떻게 전개될까요?

중독자 대부분이 자신의 중독 행위가 지속되어 10~20년 뒤에 어떤 결과를 가져올지 생각해 본 적이 없다. 알코올, 약물, 도박, 게임 등을 현재처럼 계속 유지한다면, 당신의 인생은 최후에 어떤 모습일지 상상해 보라.

문제 19 치료 동기 탐색 (3) 단주/단약/단도박의 이점은 무엇인가요?

반대로 만일 알코올, 약물, 도박, 게임 등을 중단한다면 어떤 이점이 있을 것인지를 목록으로 작성해 보라. 단주의 단점도 있을 것이다. 그것도 기록해 보라.

년 월 일( )

문제 20 치료 동기 탐색 (4) 단주를 지속한다면 인생이 어떻게 전개될까요?

만일 10~20년 동안 단주/단약/단도박을 유지하면 당신의 인생이 어떤 모습일지 기록해 보라. 단주/단약/단도박으로 인한 장점과 단점도 비교해 보라. 어느 쪽이 더 가치 있으며, 어느 쪽이 당신의 미래에 긍정적으로 영향을 미칠 것인지 기록해 보라.

문제 21 치료 동기 탐색 (5) 치료받는 이유는 무엇인가요?

놀랍게도 많은 중독자가 가족이 원해서 치료받는다고 답한다. 그러면 가족이 원치 않거나, 가족이 없다면 치료를 안 받겠다는 말인가? 당신의 관점에서 치료가 필요한지 아닌지를 기록해 보라.

문제 22 치료 동기 탐색 (6) 치료의 목표는 단주인가요? 절주인가요? 절주가 가능하다면 이를 막을 치료자는 없다. 그러나 생각만큼 쉽지 않다. 회복자들은 일관되게 말한다. 단주가 절주보다 더 쉽다고. 물론 최종적인 답은 당신이 내려야 한다. 과거의 절주 실험 성적표를 솔직하게 살펴보라. 앞으로도 절주를 실험하고 싶다면 해 보라. 그러나 그 성적표를 솔직히 살펴보고, 그에 따라 정직하게 판단하길 바란다. 당신의 치료 목표는 단주인가? 아니면 절주인가? 그 이유는 무엇인가?

문제 23 치료 동기 탐색 (7) 치료의 걸림돌은 무엇이 있나요? 중독자들은 단주하고 싶어도 외로워서, 잠이 안 와서, 스트레스받아서 술을 마신다는 말을 종종 한다. 이는 모두 치료의 걸림돌이다. 단주와 함께 이런 걸림돌을 제거하는 작업도 해야 한다. 제거해야 할 단주의 걸림돌을 목록으로 작성해 보라.

년　　월　　일(　　)

문제 24 단주하고자 하는 동기는 무엇인가요?

【답】 동기가 생기면 단주의 길은 쉬워진다.

만일 단주해야 할 이유를 타인에 의해 주입식으로 얻는 것이 아니라 자신의 판단에 의해 찾게 되면, 단주의 길을 쉽게 걸어갈 수 있다. 주변의 온갖 사건과 사물로부터 단주 방법을 찾아내게 되기 때문이다. 동기가 생기면 단주의 눈이 저절로 뜨이게 된다.

소감

4장

중독치료를 위해 도움을 받고 있나요?
— 중독치료 자원 —

“중독치료, 혼자 힘으로 안 되면 도움을 받아야 한다.”

중독에서 벗어나려고 결심하고 노력한다고 해서 꼭 중독에서 벗어나는 것은 아니다. 그 이유 중 한 가지는 도움을 받지 않고 혼자 힘으로 중독에서 벗어나려고 하는 데 있다. 이 시간에는 ‘중독 회복 도우미(중독치료 자원)’에 대해 생각해 보자.

년 월 일( )

문제 25 혼자 힘으로 중독에서 벗어나려고 시도한 적이 있나요?

【답】 왜 혼자 힘으로 중독에서 벗어나려고 할까?

중독은 표면적으로는 어떤 물질이나 행위에 집착하는 것 같지만, 내면을 살펴보면 자기에게 집착하는 병이다. 다시 말해 '자기중심주의(자기 집착, 교만)'가 중독의 심리적 핵심 병리다.

자기중심주의로 인해 음주 생활 초기의 문제를 간과했다가 중독으로 진행되고, 중독된 뒤에는 중독이라는 사실을 받아들이지 않아 중독 진단이 늦어진다. 그런데 중독 진단 뒤에도 이 자기중심주의가 계속 작동하기에 혼자 힘으로 중독에서 벗어나려고 한다.

소감

문제 26 혼자 힘으로 중독에서 벗어나려고 시도한 결과는 어땠나요?

【답】 혼자 힘으로 중독에서 벗어나지 못했을 때 그 결과는 무엇인가?

중독자가 단주에 성공하지 못하면서도 혼자 힘으로 계속 단주를 시도하며 10~20년 이상 중독의 늪에서 허우적거리면, 다음과 같은 재앙을 만난다.

1. 심리적으로 매우 위축되고,
2. 신체적으로 많은 병에 걸리게 되고,
3. 경제적으로 매우 가난해지고,
4. 가족들과 친구들은 다 떠나거나 멀어지게 되고,
5. 결국 허망하게 죽는다.

소감

년 월 일( )

문제 27 중독치료에 도움이 필요한가요? 그 이유는 무엇인가요?

【답】 중독치료에 도움이 필요한 이유는 무엇인가?

중독자가 중독에서 벗어나기 위해서는 도움을 받는 것이 좋다. 그 이유는 다음과 같다.

1. 중독이라는 병은 혼자 힘으로 벗어나기 힘든 병이다. 만일 당신이 혼자 힘으로 중독에서 빠져나왔다면, 참으로 행운아다. 그러나 수많은 개인적인 시도에도 불구하고 중독에서 벗어나지 못했다면 이제는 도움받아야 할 때다.
2. 중독에서 벗어나는 일은 단순해 보이지만 실은 고도의 기술이 필요하다. 가족들은 말한다. "그냥 안 마시면 되잖아!" 말은 쉽다. 그냥 안 마시면 된다. 그런데 말처럼 쉽지 않다. 가족들도 중독이 어떤 병인지 잘 모르고 하는 말이다. 중독자 자신도 안 마시고 싶은데 마시게 된다. 중독자가 비양심적이라 그런 것이 아니고, 못 배워서 그런 것도 아니다. 중독이라는 병이 만만한 병이 아니라서 그렇다. 그래서 단주 방법을 배우기 위해 도움이 필요하다.
3. 중독은 늪과 같은 성질을 지녔다. 늪에 빠진 사람이 빠져나오려고 혼자 발버둥을 치면 칠수록 늪에 더 깊이 빠지듯이,

중독에서 벗어나려고 혼자 애를 쓸수록 더 깊이 들어가게 된다. 중독자는 중독이라는 병과 자기 성격의 문제점을 객관적으로 보지 못한다. 외부인이 중독이라는 병을 가르쳐 주어야 하고, 중독자의 성격 문제점을 지적해 주어야 한다. 그때 회복이 시작된다. 늪에서 빠져나오기 위해서는 외부의 도움이 필요하듯, 중독의 늪에서 나오기 위해서도 외부의 도움이 필요하다.

소감

년 월 일( )

문제 28 중독을 악화시키거나 중독치료를 방해하는 존재나 상황은 무엇인가요?

【답】 중독 조장자를 멀리해야 한다.

중독치료 도우미를 찾기 전에, 나를 중독에 빠지게 하는 사람들과 거리를 두어야 한다.

1. 술을 권하는 사람을 피해야 한다. 비록 선한 뜻으로 술을 권하더라도, 이들은 나의 심각한 상황을 모른다. 이들을 거절하지 못하면 결과는 나의 죽음뿐이다.
2. 술자리를 피해야 한다. 결혼식, 장례식, 동창회, 송년회, 집회 뒤의 술자리 등 술이 나오는 자리가 있다. 이런 곳에서는 반드시 음주를 권하는 사람이 있고, 분위기나 체면 때문에 음주하게 된다. 아예 그런 자리에 가지 않아야 한다. 체면보다 내 생명이 더 중요하다.
3. 마약류 공급자를 멀리해야 한다. 마약류를 판매하는 사람은 나를 폐인으로 만듦으로써 경제적 이득을 취하는 악한 사람들이다. 또 어떤 친구는 공짜로 마약을 권한다. 이 사람이 진짜 친구인가?

소감

년 월 일( )

문제 29 중독에서 벗어나기 위해 어디/누구에게 도움을 요청할 수 있을까요?

어떤 도우미(중독치료 자원)가 있는가?[8)]

중독에서 벗어나도록 도와주는 도우미(중독치료 자원)에는 다음 페이지들에서 볼 수 있는 것처럼 8가지 방법이 있다.

8) '8대 중독치료 도우미'가 있다. 문제 30~37에 제시한 각 항목의 머리글자를 따서 '책회사전지종가일'로 외울 수 있다.

문제 30 치료 자원 (1) 중독치료 서적[책(冊)]을 읽고 있나요? 읽고 있다면 어떤 책을 보나요? 읽지 않는다면 그 이유는 무엇인가요?

【답】 회복 서적은 중독치료 노하우의 보고이다.

특히 회복자가 쓴 책이 큰 도움이 된다. 회복자의 책은 논리적이거나 체계적이지 않을 수 있다. 그러나 단주 노하우가 많이 들어 있다. AA(익명의 알코올 중독자들)에서 발행하는 자료를 적극적으로 추천한다. 반복해서 읽고 실천해야 한다. 이해를 높이기 위해 '중독 독서록'을 기록하는 것도 좋다.

소감

년 월 일( )

문제 31 치료 자원 (2) 단주 모임[회(會)]의 도움을 받고 있나요? AA, NA, GA와 같은 자조 모임에 나가고 있나요? 나가지 않는다면 왜 그런가요? 나가고 있다면 도움이 되나요?

【답】 단주 모임은 회복의 길을 함께 걸을 수 있는 전우들이다.

회복은 오랜 시간이 걸리는 작업이기에 혼자 가기에는 너무 외롭다. 같이 걸어갈 동지가 필요하다. AA 같은 단주 모임에서 많은 회복자를 보면서 희망을 발견할 수도 있고, 그들로부터 단주 노하우를 배울 수도 있으며, 술 마시지 않는 친구를 사귈 수도 있다.

소감

문제 32 치료 자원 (3) 단주 스승[사(師)]의 도움을 받고 있나요? 중독치료를 도와줄 회복자가 있나요? 있다면 누구이며, 어떻게 만나게 되었나요? 도우미가 없다면 왜 없나요?

【답】 단주 스승은 물에 빠진 이에게 던져진 밧줄이다.

회복 과정에서 부딪힐 위기, 재발, 심리적 갈등에서 벗어날 수 있도록 도와주고, 단주 노하우를 전해 주려는 스승이 있다면 얼마나 큰 힘이 되겠는가. 이런 단주 스승을 AA에서는 후원자라고 부른다. AA 내에서가 아니더라도 단주 선배를 스승으로 삼는다면 큰 도움이 될 것이다.

소감

년 월 일( )

문제 33 치료 자원 (4) 전문가(병원, 센터)의 도움을 받고 있나요? 당신의 주치의는 어떤 존재인가요? 그저 약만 주는 사람인가요? 아니면 당신의 회복을 이끌어 주는 사람인가요? 주치의가 당신의 회복을 위한 길을 잘 알고 있다고 믿나요? 주치의의 말을 잘 따르나요? 아니면 본인의 뜻에 주치의가 따라오게 하나요? 병원을 신뢰하나요? 지역사회의 중독관리통합지원센터, 마약퇴치운동본부, 도박치유센터 등을 이용해 본 적 있나요?

【답】 전문가는 회복의 큰 우군이다.

병원이나 중독관리통합지원센터 등의 전문가들은 대부분 회복자는 아니지만, 중독치료에 관한 오랜 경험으로 도움을 줄 수 있는 풍부한 자원을 가지고 있다.

소감

문제 34 치료 자원 (5) 지역 사회의 도움을 받고 있나요? 주민센터의 각종 프로그램, 종교 단체의 복지 프로그램 등을 이용해 본 적이 있나요? 그렇다면 도움이 되었나요? 이용해 보지 않았다면 그 이유는 무엇인가요?

【답】 지역 사회는 회복의 빈 자리를 채워준다.

친구가 되어 주는 지역 사회가 있다. 혼자 지내거나 직업이 없는 경우, 복지관이나 주민센터 등을 활용하면 점심 식사, 취미 활동, 치료비 지원, 임대주택 등의 도움을 받을 수 있다.

소감

문제 35 치료 자원 (6) 종교의 도움을 받고 있나요? 종교에 대해서는 사람마다 견해 차이가 큽니다. 종교 생활이 회복에 어떤 영향을 미친다고 생각하나요? 종교 활동을 열심히 하고 있나요? 만일 종교가 없다면, 종교가 삶을 바꿀 수 있다는 생각을 해 본 적 있나요? 종교에 대한 배타적인 인식 때문에 종교를 멀리하고 있지는 않나요? 치료자가 특정 종교를 가지고 있다는 이유로 치료자를 신뢰하지 않는 경우가 있나요?

【답】 종교는 인간을 근본적으로 바꾸는 힘이 있다.

교회나 절에 다니면서 술과 담배를 끊었다는 사람을 본 적이 있을 것이다. 종교의 경전, 가르침, 조직, 모임 등이 큰 도움이 될 것이다.

소감

문제 36 치료 자원 (7) 가족의 도움을 받고 있나요? 당신에게 가족은 어떤 존재인가요? 고마운 존재인가요? 지긋지긋한 존재인가요? 가족이 당신을 중독에 빠지게 했다고 생각하나요? 아니면 당신이 중독으로 가족을 힘들게 했다고 생각하나요? 가족의 조언을 어떻게 받아들이나요? 무시하나요, 아니면 진지하게 받아들이나요? 가족이 당신의 회복에 어떤 영향을 주고 있나요?

【답】 가족만한 지지자는 없다.

중독자에게 가족은 양날의 칼이다. 도움이 되기도 하고 중독을 악화시키기도 한다. 그럼에도 불구하고 가족만큼 나를 사랑하는 사람은 없다. 싫더라도 가족을 떠나면 안 된다. 가족이 나를 버리면 어쩔 수 없지만, 그들이 도와주려 한다면 마다하지 말라.

소감

년 월 일( )

문제 37 치료 자원 (8) 일기의 도움을 받고 있나요? 일기를 써 본 적 있나요? 진지하게 일기를 쓴다면 어떨 것 같나요? 현재 일기를 쓰고 있다면 왜 쓰고 있나요? 만약 일기를 쓰고 않는다면 왜 쓰지 않나요?

【답】 일기는 회복의 기획실이다.

자신을 관찰하지 않아 중독에 이르게 되었다. 자기 관찰은 중독에서 벗어나기 위한 필수 작업이다. 일기는 자신을 객관적으로 관찰하게 도와주는 도구다. 『84일간의 회복여행일지』(백수현 저, 하나의학사) 사용을 추천한다.

소감

문제 38 '8대 중독치료 도우미'의 권고를 따르고 있나요?

1. 단주 책을 매일 읽고 있나요?

2. 단주 모임에 매일 참석하고 있나요?

3. 단주 스승이 도우미라면 단주 스승과 교류하고 있나요?

4. 전문가(치료자)의 권고를 따르고 있나요?

5. 지역 사회의 자원을 활용하고 있나요?

6. 신앙생활을 매일 하고 있나요?

7. 가족의 말을 듣고 있나요?

8. 회복 일지를 매일 기록하고 있나요?

년 월 일( )

문제 39 중독치료를 위해 도움을 받을 때 필요한 자세는 어떠해야 할까요?

【답】 도움받는 자세는 어떠해야 하는가?

도움받을 때의 자세는 다음과 같아야 한다.

1. 감사해야 한다. 암 환자는 측은해 보인다. 그러나 중독은 정떨어지는 병이다. 그래서 가족조차 떠나고, 어떤 의료인은 중독자를 치료하지 않으려고 한다. 이런 중독자들을 돕겠다는 사람들이 도우미다. 고마운 분들이다.
2. 믿어야 한다. 도우미의 말대로 하면 회복된다고 믿어야 한다.
3. 시키는 대로 해야 한다. 도우미의 도움을 선별적으로 실천하는 경우가 있다. 도우미의 권고가 불합리해서가 아니라 실천하기가 귀찮기 때문이다. 이렇게 해서는 단주할 수 없다.
4. 인내해야 한다. 도우미의 말대로 한다고 금방 단주할 수 있는 것은 아니다. 시키는 대로 해도 몸에 배는 데까지는 시간이 걸린다.

소감

년 월 일( )

문제 40 중독에서 벗어나기 위해 버려야 할 마음은 무엇인가요?

【답】 도움받기의 근본적 효과는 자기중심주의를 포기하는 데 있다.

중독의 표면적 병리는 '대상에 대한 집착'이고, 내면적 병리는 '자기중심주의'다. 자기중심주의로 인해 대상에 집착하게 된다. 따라서 자기중심주의를 버리면 집착이 없어진다.

도움받는 것은 자기중심주의를 버릴 때 가능하고, 자기중심주의를 버렸기에 중독 대상에 대한 집착에서 벗어나게 된다. 따라서 도움을 통해 얻은 '단주'는 표면적 효과이고, 근본적으로는 '자기중심주의의 포기'라는 효과가 있다.

소감

5장

갈망 관리법(단주 기술)을 익혔나요?
— 갈망 관리 —

"중독치료는 참는 것이 아니라 대체하는 것이다."

중독이 어떤 병인지 알고, 자신이 중독이라는 사실도 인정했고, 중독에서 벗어나고자 결심했고, 중독치료 도우미의 도움을 받아도 단주 유지에 실패하는 경우가 흔하다.

그 원인 중 하나는 음주 갈망을 제대로 관리하지 못하기 때문이다. 이 시간에는 '갈망 관리법'에 대해 생각해 보자.

년 월 일( )

문제 41 갈망은 치료가 안 되었다는 증거일까요? 다시 술 생각이 나는 것 때문에 아직 치료가 안 되었거나 자신을 부족한 사람으로 생각한 적이 있나요?

【답】 갈망은 중독자의 뇌에서 생기는 생리 현상이다.

중독의 초기 단계에서 떠오르는 술 생각은 심리적인 것으로, 술 생각이 나더라도 어렵지 않게 금주할 수 있다.

그러나 중독의 중기 단계에 들어서면, 술 생각(음주 갈망)은 심리적인 것이 아니라 뇌에서 생기는 생리적인 것이기에 본인의 의지와 관계없이 그냥 생기며, 한 번 술 생각이 나면 이를 제어하기 위해서 많은 노력을 기울여야 한다.

갈망이 생기는 것에 죄의식을 갖는 중독자가 많다. 갈망은 오랜 기간 음주에 길든 뇌에서 저절로 생기는 생리적인 것이므로 죄의식을 느낄 필요가 없다. 갈망이 생기는 것이 문제가 아니라, 갈망을 넘기지 못하는 것이 문제다.

소감

년 월 일( )

문제 42 술을 참으면 안 마실 수 있나요?

【답】 갈망은 참는 것이 아니라 대체하는 것이다.

술 생각(음주 갈망) 관리의 핵심은 '대체'다. 술은 끊을 수도, 참을 수도 없다. 술 대신 다른 것을 먹거나 다른 활동을 하는 방법밖에 없다는 말이다. 갈망 관리법은 다른 활동으로 음주를 대체하는 것이다.

갈망 관리법은 크게 두 가지다. 갈망이 생기지 않게 하는 '갈망 예방법'과 생긴 갈망을 처리하는 '갈망 대처법'이다.

1) 갈망 예방법: 갈망은 뇌에서 생기므로 뇌를 안정되게 함으로써 갈망의 발생을 최소화하는 방법이다.
2) 갈망 대처법: 아무리 뇌를 관리하더라도 갈망은 생기게 마련이다. 생긴 갈망에 포로가 되지 않고 이를 무사히 넘기는 방법이다.

소감

년　　월　　일(　　)

문제 43 술 생각이 안 나게 하는 방법이 있나요? 어떤 식으로 술 생각이 나지 않도록 대비하나요?

갈망 예방법[9)]

갈망 예방법은 뇌를 안정시켜 음주 갈망이 생기지 않게 하는 것으로, 다음 페이지들에서 볼 수 있는 것처럼 7가지 방법이 있다.

9) '7대 갈망 예방법'이 있다. 문제 44~50에 제시한 각 항목의 머리글자를 따서 '배화외피스활약'으로 외울 수 있다.

문제 44 갈망 예방법 (1) 배고픔을 피하나요? 배가 부르면 술 생각이 적게 나는 경험을 해 본 적이 있을 겁니다. 음식과 술 사이에 어떤 관계가 있을까요?

【답】 배고프지 않도록 유지하면 갈망이 예방된다.

음식과 술은 모두 에너지원으로서 배고픔을 없애 준다. 일반인은 배가 고프면 밥 생각이 나서 음식을 찾지만, 중독자는 배가 고프면 술 생각이 나서 술을 찾는다. 일반인은 배고픔이 음식으로 연결되지만, 중독자는 배고픔이 술로 연결되기 때문이다. 배부르면 일반인도 밥 생각이 안 나듯이, 배부르면 중독자도 술 생각이 안 난다. 따라서 배고픔을 다스리면 술 생각이 안 나 음주를 하지 않을 수 있다. 그래서 평소 배고프지 않게 해야 한다.

어떤 중독자는 말한다. 그렇게 배고픔을 느끼지 않게 살다가 비만이 되면 어떻게 하냐고. 지금 비만이 문제가 아니다. 폭음이 훨씬 더 큰 문제다. 더 큰 문제를 해결해야 한다.

소감

문제 45 갈망 예방법 (2) 화를 피하나요? 화가 나서 술을 마신 적이 있지 않나요? 분노와 음주 사이에는 어떤 관계가 있을까요? 분노를 잠재우는 나만의 방법이 있나요?

【답】 화내지 말고 웃으면 갈망이 예방된다.

일반인은 화가 나면 음식을 먹거나, 친구와 수다를 떨거나, 산책하는 등의 방법으로 감정에 대처한다. 그런데 중독자는 화가 나면 술 생각이 나서 술을 먹는다. 따라서 평소 화를 내지 않거나 화를 다스리는 훈련을 해야 한다. 일부러라도 웃는 연습을 하고, 유머러스하게 살도록 노력해야 한다.

소감

년 월 일( )

문제 46 갈망 예방법 (3) 외로움을 피하나요? 외로워서 음주한 적이 있지 않나요? 외로움과 음주 사이에 어떤 관계가 있을까요? 외로움을 해소하는 나만의 방법이 있나요?

【답】 외롭지 않기 위하여 어딘가에 소속하면 갈망이 예방된다.

중독자는 외로움을 느끼면 적적함을 술로 달랜다. 따라서 외롭지 않게 해야 한다. 외로움을 느끼지 않는 방법은 친구를 사귀거나 단체에 소속되는 것이다. 중독자는 친구 사귀기가 쉽지 않다. AA 후원자나 동료들이 좋은 친구가 되어 줄 수 있다. 또 AA에서 활동함으로써 소속감을 느낄 수 있다.

소감

문제 47 갈망 예방법 (4) 피곤함을 피하나요? 피곤하거나 힘들어서 음주한 적이 있지 않나요? 힘들거나 피곤할 때 왜 음주하게 될까요? 음주로 이어질 수 있는 피곤함을 관리하는 나만의 방법이 있나요?

【답】 피곤하지 않도록 자주 쉬고 푹 자면 갈망이 예방된다.

피곤하면 쉽게 화가 나고, 화가 나면 중독자는 음주하게 된다. 중독자는 술을 강박적으로 마시듯이 일도 강박적으로 한다. 중독자처럼 일을 성실히 하는 사람이 없다. 그런데 이게 문제다. 너무 성실히 일하는 바람에 피곤해지고, 피곤해지면 음주하고, 음주하면 결근하고, 결근하면 해고된다. 따라서 피곤하지 않을 정도로 일해야 한다. 투잡을 뛰거나, 잔업 및 야근을 해서는 안 된다. 피로를 해소하기 위해 충분히 자야 한다.

소감

년　　월　　일(　　)

문제 48 갈망 예방법 (5) 스트레스를 관리하나요? 스트레스를 받아 음주한 적이 있지 않나요? 어떤 스트레스였나요? 관계, 직장, 일, 돈, 건강? 스트레스와 음주는 어떤 관계가 있을까요? 스트레스를 관리하는 나만의 방법이 있나요?

【답】 스트레스 해소를 위하여 운동을 하면 갈망이 예방된다.

스트레스를 받으면 화가 나고, 화가 나면 중독자는 음주한다. 그래서 평소에 스트레스를 관리하는 훈련을 해야 한다. 이때 꼭 포함해야 할 방법은 운동이다.

소감

문제 49 갈망 예방법 (6) 활동적으로 사나요? 할 일이 없어 음주한 적이 있지 않나요? 주중에는 직장에 다니느라 음주를 자제하지만, 주말이 되면 폭음에 돌입한 적이 있지 않나요? 활동과 음주 사이에는 어떤 관계가 있을까요? 더 활동적으로 사는 나만의 방법이 있나요?

【답】 활동적으로 살기 위하여 생활계획표를 만들어 지키면 갈망이 예방된다.

항상 술을 마시던 사람이 술을 안 마시면 할 일이 없다. 빈 시간이 생기면 습관적으로 음주하게 된다. 빈 시간이 생기지 않도록 하루 생활 계획표를 만들어 활동적으로 살아야 한다.

소감

년 월 일( )

문제 50 갈망 예방법 (7) 항갈망제(약)를 복용하나요? 약으로 음주 갈망을 통제해 본 적 있나요? 약이 음주 갈망을 예방할 수 있다고 생각하나요? 혹시 약을 복용하고 있지 않다면, 그 이유는 무엇인가요?

【답】 항갈망제는 뇌를 통제하여 갈망을 예방해준다.

갈망을 제어하기 쉽지 않으면 날트렉손이나 아캄프로세이트 같은 항갈망제를 먹는 것도 도움이 된다.

소감

문제 51 '7대 갈망 예방법'을 실천하고 있나요?

1. 배고프지 않기 위해 어떻게 하나요?

2. 분노를 어떻게 조절하고 있나요?

3. 외롭지 않도록 어떻게 하고 있나요?

4. 피곤하지 않도록 어떻게 하고 있나요?

5. 스트레스를 어떻게 관리하고 있나요?

6. 활동적으로 살기 위해 어떻게 하고 있나요?

7. 항갈망제를 복용하고 있나요?

년 월 일( )

문제 52 갈망이 생길 때 어떻게 극복했나요?

갈망 대처법[10)]

이와 같이 음주 갈망을 예방하더라도 갈망은 생리적인 것이기에 의지와 상관없이 생기기 마련이다. 생긴 갈망에 내가 넘어가지 않고 내가 갈망을 넘길 수 있는 방법으로는 다음 페이지들에서 볼 수 있는 것처럼 8가지 방법이 있다.

10) '8대 갈망 대처법'이 있다. 문제 53~60에 제시한 각 항목의 머리글자를 따서 '단전마취대권하하하'로 외울 수 있다.

문제 53 갈망 대처법 (1) 단 것을 먹나요? 혹시 단것을 먹어 음주 갈망을 넘긴 적 있나요? 단것을 항상 가지고 다니나요? 음주 갈망 시 단것을 먹지 않는 이유가 있나요?

【답】 갈망이 왔을 때 단것을 먹으면 위기를 넘길 수 있다.

술은 쌀, 보리, 고구마 등의 탄수화물로 만든다. 밥(탄수화물)을 오래 씹으면 단맛이 난다. 단맛이 난다면 탄수화물이라는 말이다. 술의 원료가 탄수화물이고 단 것도 탄수화물이기에, 술 생각이 날 때 단것을 먹으면 술을 마시는 효과가 있다. 주머니에 단 음식을 가지고 다니다가 술 생각이 나면 이를 먹어라.

소감

년 월 일( )

문제 54 갈망 대처법 (2) 전화를 거나요? 어떤 일을 하던 중에 전화가 와서 통화하다가 하던 일을 잊은 적이 있지 않나요? 전화로 수다를 떨며 스트레스를 해소한 경험이 있지 않나요? 음주 갈망 시 누군가에게 전화를 걸면 음주 갈망이 어떻게 될까요? 전화를 걸 사람이 있나요?

【답】 갈망이 왔을 때 전화를 걸면 위기를 넘길 수 있다.
중독자는 한 번 술 생각이 나면 여기에 꽂혀 다른 것은 일절 생각나지 않는다. 평소 누군가에게 전화하는 연습을 해 둬야 한다. 그러기 위해서는 마음 편하게 전화할 수 있는 상대를 만들어야 한다. 술 생각이 날 때 이들에게 전화하라. 그러면 술에 대한 집착에서 벗어나게 될 것이다. 24시간 전화를 받아줄 수 있는 사람으로 AA의 후원자가 있다.

소감

문제 55 갈망 대처법 (3) 마지막으로 취했던 때를 기억하나요? 그 모습은 어땠나요? 최근이 아니더라도 음주로 인해 처참했던 때의 모습을 기억해 보세요. 음주할 생각이 드나요?

【답】 갈망이 왔을 때 마지막으로 취했을 때의 비참함을 떠올리면 위기를 넘길 수 있다.

술 생각이 날 때 마지막으로 취했을 때나 마지막으로 입원했을 때를 떠올려라. 이 방법으로 재음주를 참아 내고 위기를 극복하는 경우가 많다. 마지막으로 취했을 때 모습이 어땠는지 명함 크기의 종이에 적어 수첩에 넣고 다니길 바란다. 수시로 이것을 읽으면서 마지막으로 취했을 때를 잊지 말아야 한다.

소감

년 월 일( )

문제 56 갈망 대처법 (4) 대체 활동을 하나요? 대화하다가 누군가가 전혀 관계없는 주제를 꺼내는 바람에 원래의 대화 주제를 잊었던 적이 있지 않나요? 다른 활동을 하다가 음주 갈망을 잊은 경험이 있지 않나요? 음주 갈망을 대체해 즉각적으로 할 수 있는 활동에는 어떤 것이 있을까요?

【답】 갈망이 왔을 때 대체 활동을 하면 위기를 넘길 수 있다.

술은 참는 것이 아니라 대체하는 것이다. 음악을 듣든, 산책을 하든, 청소를 하든 그냥 참지 말고 무언가를 하라. 그러면 갈망의 위기를 넘길 수 있다.

소감

문제 57 갈망 대처법 (5) 누군가가 술을 권하면 어떻게 하나요? 아무 생각 없이 그냥 마시나요? 아니면 단호하게 거절하나요? 거절하고는 싶지만 체면 때문에 할 수 없이 마시나요? 이럴 때는 어떻게 해야 할까요?

【답】 술/마약/도박을 권하는 사람은 당신의 목숨을 달라는 사람이다.

당신에게 술을 권하는 사람은 악마다. 중독이 뭔지 모르는 철부지다. 그 사람은 당신의 미래를 책임져 주지 않는다. 술을 권하는 것이 그의 자유듯, 술을 거부하는 것도 당신의 자유다. 그의 눈을 보며 단호하게 안 마신다고 말하라. 대신 음료수를 달라고 하라. 그리고 단주 1년간은 술이 나오는 모임에 참석하지 말라. 당신은 당신이 생각하는 것만큼 술의 유혹에 강하지 않다.

소감

문제 58 갈망 대처법 (6) 첫 잔(한 잔)을 피하고 있나요? 한 잔만 마시겠다고 생각하고 음주했다가 장취로 이어진 경험이 있나요? 한 잔이 한 잔으로 끝나던가요? 열 번 중 한 번이라도 폭음으로 이어진다면 어떻게 하나요? 한 잔만 마셔도 된다는 생각을 하고 있나요?

【답】 중독자에게 한 잔은 너무 많고 천 잔은 너무 적다.

첫 잔에 무너진다. 한 잔만 마시려던 것이 결국 한 말이 된다. 첫 잔을 피하라.

소감

문제 59 갈망 대처법 (7) 오늘(하루)만 단주할 생각을 하고 있나요? 오늘만 마시고 내일부터는 안 마시겠다고 생각하며 음주한 적이 있지 않나요? 결과는 어땠나요? 그날 하루로 끝났나요? 그 하루가 결국 수개월의 장취로 이어진 적은 없었나요? 하루만 마시겠다는 생각에 대해 어떻게 생각하나요?

【답】 중독자는 하루만 사는 하루살이다.

평생 음주하던 사람이 평생 단주할 생각을 하면 끔찍하다. 평생 단주가 쉽지도 않고 보장되지도 않는다. 그저 하루만 단주할 뿐이다. 10년을 단주한 사람도 하루만 단주한 것이다. 우리에게는 하루 이상의 단주 기간은 없다.

소감

문제 60 갈망 대처법 (8) 하나님께 기도하나요? 위험이 닥칠 때 자신도 모르게 '하나님'을 찾은 경험이 있을 것입니다. 음주 갈망은 위기입니다. 이 위기를 극복하기 위해 당신이 믿는 절대자에게 도움을 요청해 본 적 있나요? 당신이 믿는 신이 음주 갈망을 해소해 줄 능력이 있는 분이라고 믿나요?

【답】 갈망이 왔을 때 하나님(절대자)에게 매달리면 위기를 넘길 수 있다. 기도는 효과가 있다. 이 말을 믿어라. 기도해서 밑질 것 없다. 신을 믿든 안 믿든 기도해 보라. 속는 셈 치고 기도해 보라. 효과를 경험할 것이다.[11)]

소감

11) 갈망 관리법의 상당 부분은 AA의 '온전한 생활'에서 인용했다.

문제 61 '8대 갈망 대처법'을 실천하고 있나요? 어떤 방법을 사용하고 있나요? 효과가 있나요?

1. 음주 갈망 시 먹을 단것을 가지고 다니나요?

2. 음주 갈망 시 누군가에게 전화를 거나요?

3. 음주 갈망 시 마지막 취했을 때의 모습을 적어 둔 메모를 보거나 그 모습을 떠올리나요?

4. 음주 갈망 시 어떤 대체 활동을 하나요?

5. 누군가가 술을 권한다면 어떻게 할 건가요?

6. 첫 잔을 무조건 피해야 한다는 말에 동의하나요?

7. 평생 단주할 생각을 하면 어떤 기분이 드나요? 단지 하루만 단주하겠다고 결심하면 어떤가요?

8. 음주 갈망 시 도와 달라고 기도할 대상이 있나요?

6장

중독에서 벗어나 어떤 삶을 살고 싶나요?
— 회복 생활 —

"단주는 과정이다. 단주 이후의 삶이 치료의 최종 목표다."

단주에 성공했다고 다 끝난 것이 아니다. 오랜 세월 중독에 빠져 있었기 때문에 단주에 성공해도 이후 어떻게 살아야 할지 막막하다. 이 막막함이 해결되지 않으면 또 음주하게 된다. 이 시간에는 단주 이후의 '회복 생활recovered life'에 대해 생각해 보자.

년 월 일( )

문제 62 단주에 성공한 뒤 더 치료할 것이 있나요? 만약 단주하고 있다면 치료가 끝난 것일까요? 아니면 치료할 것이 더 남아 있을까요?

【답】 회복 생활(균형 생활)은 어떤 의미를 지니는가?

단주 이후의 회복 생활(균형 생활balanced life)이 어떤 의미를 지니는지 살펴보자.

1. 회복 생활이란 중독치료 이후의 삶이다: 단주만을 목표로 삼는 중독자는 없다. 단주한 뒤 사회의 구성원으로서 삶을 누리고자 하는 것이 모든 중독자의 소망이다. 이처럼 회복 생활은 중독자들의 최종 목표다.
2. 회복 생활이란 중독 이전의 삶이다: 만일 중독자가 안 되었다면 어떤 삶을 살고 싶어 했을까? 그 삶은 중독치료 이후에 살고자 하는 삶과 다를 바 없다. 원래 살았어야 할 삶을 중독으로 말미암아 살지 못한 것이다. 이 삶이 바로 '회복 생활'이다.
3. 회복 생활은 중독의 재발 예방 생활이다: 중독에 빠졌던 이유는 무엇인가? 균형된 삶을 살지 않았기 때문이다. 따라서 단주 뒤에 회복된 삶을 산다면 중독에 빠질 위험이 매우 감소하게 될 것이다.

4. 회복 생활은 단주와 함께 가야 하는 생활이다: 단주가 전제되지 않으면 회복 생활은 불가능하고, 회복 생활이 유지되지 않으면 단주도 유지되지 않는다. 이렇게 단주와 회복 생활은 서로를 필요로 하고 지탱해 주는 관계다. 따라서 회복 생활과 단주 생활은 함께 가야 한다.
5. 회복 생활은 하루를 균형 있게 사는 삶이다: 회복 생활은 평생의 삶처럼 거창한 것을 의미하는 것이 아니다. 인생은 하루하루가 모여서 된 것이기에, 하루를 제대로 살면 인생이 제대로 된다. 따라서 회복 생활은 하루를 균형 있게 보내는 삶이다.
6. 회복 생활은 만인이 살아야 할 삶이다: 중독자가 되지 않았다면 살았어야 할 삶, 이는 누구라도 추구해야 할 보편적인 삶이다. 따라서 회복 생활은 중독자만 추구할 삶이 아니라 만인이 살아야 할 삶이다.

소감

년 월 일( )

문제 63 단주에 성공한 뒤 어떤 삶을 살고 싶나요?

회복 생활이란 구체적으로 어떻게 사는 것인가?

회복 생활이 구체적으로 어떤 모습의 삶인지 다음 페이지에서 살펴보자.

문제 64 회복 생활 (1) 신체 건강을 어떻게 관리하고 있나요? 아마도 과거보다 신체 건강이 약해졌을 것입니다. 물론 나이가 들어 그럴 수도 있지만, 음주 등 중독으로 인해 신체를 제대로 관리하지 않아 더 약해졌을 것입니다. 어떤 부분이 약해졌나요? 앞으로 어떻게 관리할 계획인가요?

【답】 중독자의 신체는 만신창이다.

중독자가 제일 먼저 손을 써야 할 곳은 신체 건강이다. 알코올 같은 물질 중독은 물론이고, 도박이나 게임 중독과 같은 행위 중독도 신체 건강을 심각하게 훼손한다. 신체 건강을 위해 음식, 운동, 위생, 용모에 신경 써야 한다.

소감

년 월 일( )

문제 65 회복 생활 (2) 정신 건강을 어떻게 관리하고 있나요? 지금 당신의 정신 기능은 어떤가요? 나이가 들어 기억력이 떨어질 수도 있지만, 중독으로 인해 더하지는 않나요? 감정 기복은 어떤가요? 과거보다 더 충동적으로 바뀌었나요? 더 우울해졌나요? 의기소침해지지는 않았나요? 앞으로 정신 건강을 어떻게 관리해 나갈 계획인가요?

【답】 중독자는 제정신이 아니다.

중독자는 오랜 중독 생활로 신체뿐 아니라 정신도 많이 피폐해진다. 지적으로 혼미해지고, 감정적으로 우울하거나 기복이 있고, 의지적으로 무력하게 된다. 이런 정신을 회복하기 위해 독서, 글쓰기, 예술 활동, 취미 활동 등을 하는 것이 좋다.

소감

문제 66 회복 생활 (3) 물질(시간/노동/재정/환경)을 어떻게 관리하고 있나요? 현재 경제 상황은 어떤가요? 중독 때문에 경제적 상황이 매우 곤란해지지는 않았나요? 앞으로 어떻게 할 계획인가요? 방이나 주변 정리를 깨끗하게 하고 있나요? 혹시 물건을 쌓아 놓거나 지저분하게 어질러 놓지는 않나요? 청소나 정리 정돈을 매일 하나요?

【답】 중독이 되면 가난해지고 지저분해진다.

중독자는 돈이 없다. 중독 행위를 위해 돈을 쓰고, 중독 행위를 하느라 돈을 벌지 못했기 때문이다. 이제 단주했으면 돈을 벌어야 한다. 그러나 나이가 들었거나 경력이 단절되어 돈벌이가 쉽지 않다. 돈을 쓰지 않는 절약도 돈벌이나 마찬가지다. 돈이 없다면서 흡연하거나, 도박과 게임에 빠져 있는 경우가 얼마나 많은가! 그 외에 시간 관리, 환경 정리도 물질 관리의 영역이다. 필요 없는 물건을 얼마나 많이 가지고 있는가! 정리 정돈이 되어 있지 않은 자신의 환경을 보라!

소감

문제 67 회복 생활 (4) 대인관계를 어떻게 관리하고 있나요? 가족 관계가 소원해지고, 친구들이 다 떠나지 않았나요? 핸드폰에 연락할 사람이 몇 명이나 남아 있나요? 앞으로 대인관계를 건강하게 유지하기 위해 어떻게 할 계획인가요?

【답】 중독자는 왕따 상태다.

오랜 중독 생활로 관계가 손상되고, 소원해지고, 해체되었다. 이런 관계를 회복하기 위해 먼저 가족, 친구, 동창 등에게 연락해야 한다. 이들이 내게 끼친 해를 이해하고 용서하며, 더불어 내가 이들에게 끼친 해에 대해 사과하고 보상해 주어야 한다. 더는 타인에게 악행(불경, 미움, 외도, 절도, 거짓말)을 저지르지 말고, 대신 타인에게 덕행(공경, 생명 존중, 정절, 기부, 정직)을 베풀어야 한다.

소감

년 월 일( )

문제 68 회복 생활 (5) 당신의 사명은 무엇인가요? 중독자들은 할 일이 없다고 말합니다. 당신은 어떤가요? 당신이 이 세상에서 해야 할 일이 있다고 생각하나요? 그저 목숨이 붙어 있으니 그냥 산다고 생각하는 건 아닌가요? 당신의 사명은 무엇인지 생각해 보세요. 단주도 사명일 수 있습니다. 단주 자체가 타인에게 희망을 줄 수 있으니까요. 사회의 구성원으로서 당신의 사명 혹은 역할을 생각해 보세요.

【답】 단주를 유지하는 것만으로도 많은 이들에게 도움과 희망이 된다. 단주했는데 할 일이 없다고 말하는 경우가 많다. 그냥 태어났고 그냥 때 되면 죽으면 된다고 생각하면, 단주해도 특별한 의미가 없다. 내가 무슨 일을 하려고, 즉 어떤 사명을 가지고 이 세상에 태어났는지 생각해 보아야 한다. 사명이라고 해서 거창할 필요는 없다. 내가 할 수 있는 범위 내에서 나의 역할을 찾으면 된다. 청소를 하더라도 사명감을 가지고 하는 것이 중요하다는 말이다.

소감

문제 69 회복 생활 (6) 매일 반성하며 하루를 마무리하나요? 누구나 잘못하면서 살기 마련입니다. 생각으로 말로 행동으로 말입니다. 잘못하는 것이 문제가 아니라, 잘못을 반성하지 않는 것이 진짜 문제입니다. 하루 생활을 반성하기 위해 어떤 방법을 쓰고 있나요?

【답】문제가 문제가 아니라 문제를 반성하지 않는 것이 진짜 문제다. 저녁이 되면 하루를 제대로 살았는지, 잘못한 점은 없는지를 성찰해 봐야 한다. 모든 고통의 뿌리는 욕심이다. 따라서 반성할 때 과욕이 있었는지를 살펴보라. 반성을 위한 도구로 일지를 사용하면 좋다.

소감

문제 70 회복 생활 (7) 휴식/수면을 어떻게 관리하고 있나요? 잠을 제대로 자는 편인가요? 많은 사람이 불면증으로 힘들어합니다. 숙면을 위해 어떤 노력을 하고 있나요? 커피를 줄이고, 운동하고, 스트레스를 관리할 수 있을 겁니다. 숙면을 위한 당신의 방법은 무엇인가요? 주말에는 정기적으로 쉬고 있나요? 밤에 수면을 취하면 다음 날이 상쾌해지듯, 주말에 하루를 푹 쉬면 다음 한 주를 더 힘 있게 보낼 수 있습니다. 주말 휴식 계획은 갖고 있나요?

【답】 만병의 원인은 스트레스이고, 만병통치약은 수면이다.

일하기 위해 쉬는 것 같지만, 실은 쉬기 위해 일하는 것이다. 대표적인 쉼은 잠이며, 최후의 잠은 죽음이다. 그래서 우리 삶은 죽음을 향해 가고 있다. 다음 날의 삶을 준비하기 위한 휴식과 더불어 영원한 안식인 죽음의 연습으로서 휴식이 필요하다. 휴식으로는 한 시간마다 갖는 휴식, 야간 수면, 주말 휴식, 연휴, 휴가, 안식년 등이 있다.

소감

문제 71 회복 생활 (8) 영성을 어떻게 관리하고 있나요? 당신은 왜 존재한다고 생각하나요? 중독자들은 왜 사는지 모르겠다고 말합니다. 중독으로 오랜 세월을 지내다 보니, 삶의 방향 감각을 잃어버린 것일 수 있습니다. 삶의 의미는 누군가가 주는 것이 아닙니다. 스스로가 찾는 것이지요. 당신은 이 세상에 왜 존재할까요? 당신의 인생 목적은 무엇인가요?

【답】 내가 왜 존재하는가에 대한 답이 없었기에 중독자가 된 것이다.
영성은 다른 말로 철학이라 해도 좋다. 삶의 방향이나 목적을 의미한다. 영성은 나무의 뿌리나 집의 기초처럼 눈에 보이지 않지만, 가장 중요하다. 같은 칼이라도 의사가 쓰면 생명을 살리는 수술칼이 되지만, 강도가 쓰면 사람을 죽이는 칼이 된다. 그래서 칼을 쓰는 사람의 철학이 중요하다. 앞의 7가지 항목은 모두 영성을 기초로 한다. 영성을 성숙시키기 위해 우주가 존재하게 된 이유에 관한 기원 철학 및 나의 존재 목적을 사유하라. 모든 존재와 사건에 감사하고, 미래에 대한 희망과 초월자에 대한 믿음을 가지라. 기도, 명상, 경전 연구, 신앙적 모임에 참석해 활동하는 것이 좋다.

이 같은 회복 생활은 영성, 정신, 신체, 물질, 관계, 반성, 사명, 휴식의 8가지 영역으로 구성되어 있기에 이를 '8대 회복 생활'이라고 명명한다.

소감

년 월 일( )

문제 72 '8대 회복 생활'을 어떻게 실천하고 있나요?

1. 인생의 목적은 무엇인가요? 영성 건강을 위해 어떤 활동을 하고 있나요?

2. 정신 건강을 위해 어떤 활동을 하고 있나요?

3. 신체 건강을 위해 어떤 활동을 하고 있나요?

4. 물질 관리를 위해 어떤 활동을 하고 있나요?

5. 대인관계를 위해 어떤 활동을 하고 있나요?

6. 반성을 위해 어떤 활동을 하고 있나요?

7. 당신의 사명은 무엇이며, 이를 위해 어떤 활동을 하고 있나요?

8. 휴식을 온전히 취하기 위해 어떻게 하고 있나요?

【답】 '8대 생활'을 매일 실천하는 택시 운전기사

어떤 택시 운전기사가 아침마다 기도하면서 오늘 하루 손님을 안전하고 편안하고 기분 좋게 목적지까지 모시는 것을 목적으로 운전하겠다고 다짐한다(영성). 안전한 운전을 위해 자신의 정신을 맑게 하고자 독서하고, 전날 과음도 하지 않고, 교통 정보나 법규를 잘 이해하고, 긴장을 풀고자 음악도 듣는다(정신). 체력을 위해 건강식, 운동, 운전 중 스트레칭 등을 한다(신체). 자동차도 정비하고, 좋은 연료를 사용하고, 안전하게 운전한다(물질). 손님을 태우면 친절하게 응대하며 목적지에서 기분 좋게 내려 준다(관계). 퇴근 후에는 정신 및 신체 관리, 택시 관리, 손님 대하기 등을 제대로 하고 있는지 업무 일지를 쓰면서 점검한다(반성). 택시 운전기사를 천직으로 여기고(사명), 이런 자세로 일을 마친 뒤 쉬다가 보람을 느끼며 잠자리에 든다(휴식).

이처럼 '8대 회복 생활'은 누구나 추구해야 할 건강한 일상생활이다.

소감

년 월 일( )

문제 73 '8대 회복 생활' 영역별로 실천할 것을 하나씩 정해 보세요.

1. 영성 활동:
2. 정신 활동:
3. 신체 활동:
4. 물질 활동:
5. 관계 활동:
6. 반성 활동:
7. 사명 활동:
8. 휴식 활동:

【답】 회복 생활을 매일매일 어떻게 이어 가야 하는가?

'8대 회복 생활'은 매일매일 실천해야 한다. 영역별 핵심 행위를 하나씩만 꼽으면 다음과 같다.

1. 영성 활동: 기도
2. 정신 활동: 독서
3. 신체 활동: 운동
4. 물질 활동: 노동
5. 관계 활동: 봉사
6. 반성 활동: 일기
7. 사명 활동: 역할 수행
8. 휴식 활동: 숙면

소감

7장

재발하면 어떻게 대처하나요?
— 재발 관리 —

"재발 없이 회복되는 사람은 없다."

1장부터 6장까지 중독치료의 중요한 점을 상당 부분 다루었다. 하지만 이를 열심히 실천하더라도 단주/단도박/단약이 쉽게 되는 것은 아니다. 반드시 재발하게 되어 있다. 따라서 재발을 어떻게 다룰 것인지가 중독치료의 마지막 열쇠다. 이 시간에는 '재발 관리'에 대해 생각해 보자.

년 월 일( )

문제 74-1 최근에 중독이 재발했을 때 어떤 모습이었나요?

문제 74-2 한 가지 중독을 치료한 후 다른 것에 중독된 경험이 있나요?

【답】 재발이란 무엇인가?

1. '재발'이란 글자 그대로 '다시 발동이 걸린 것'이다. 술이든 도박이든 약물을 다시 하는 것이 재발이다. 자조 모임(AA, GA, NA 등)에서는 한 번이라도 중독 행위를 하면 재발로 본다. 임상적으로는 한 번만 한 것은 미끄러짐slip, 하루 정도만 한 것은 실수lapse, 며칠이고 계속함으써 과거처럼 된 것은 재발relapse이라고 정의한다. 미끄러짐이든 실수든 재발로 이어질 수 있는 만큼, 자조 모임에서 미끄러짐이나 실수를 재발로 본다고 해서 너무 엄격한 잣대를 들이대는 것이라고 할 수는 없다.
2. 마약을 하던 사람이 음주를 시작하거나, 음주하던 사람이 도

박을 하는 것처럼 다른 중독 행위를 하는 것을 대체 중독이라 고 한다. 이것도 일종의 재발이다. 중독의 대상만 바뀐 것뿐이지, 중독 행위는 여전하기 때문이다.

소감

문제 75 재발 전에 조짐을 느낀 적이 있나요? '아, 이대로 가다가는 재발하겠다'라는 생각이나 느낌 말입니다. 이를 느꼈을 때는 재발 전 언제쯤인가요? 그때 왜 머지않아 재발할 수 있겠다는 생각이 들었나요?

【답】 재발한 시점은 언제로 보는가?

그렇다면 어느 시점을 재발로 볼 것인가?

1. 쉽게 생각하면 술/도박/약물을 하는 날이 재발한 날이라고 볼 수 있지만, 이는 표면적인 것이다. 중독에 대한 인식이나 태도가 변한 순간부터가 재발의 시작이다. 구체적으로는 다음과 같다.
2. 중독의 정의, 즉 조절이 안 되는 병이라는 사실을 잊거나, 본인이 중독자임을 잊었을 때 재발이 시작된 것이다. 단주를 유지해 몸이 편해지면, 인간은 중독되었던 과거의 고생을 잊거나 중독의 정의와 본인이 중독자임을 잊는 날이 온다. 이렇게 중독의 정의를 잊거나 중독자임을 잊으면 머지않아 진짜 재발로 이어지게 된다.
3. 회복 활동(AA 모임, 외래 치료, 종교 활동 등)을 소홀히 할 때부터 재발이 시작된 것이다. 중독치료는 참는 것이 아니라 대체하는 것인데, 이러한 대체 활동을 소홀히 하게 되면 머지

않아 진짜 재발하기 때문이다.

소감

년 월 일( )

문제 76 재발이 반복되는 원인은 무엇인가요?

【답】 열심히 했는데도 왜 재발하는가?

단주할 생각이 없다면 재발하는 것이 당연하다. 그런데 중독에 대해 많이 공부하고, 중독치료를 위한 의지도 있고, AA에도 다니는데 왜 재발할까? 그 이유는 다음과 같다.

1. 중독자 이전에 인간이기에 재발한다. 중독 외에 다이어트, 운동, 일기 쓰기 등의 새로운 습관을 오래 유지하는 것은 쉽지 않다. 따라서 단주/단도박/단약을 위한 새 습관이 쉽게 유지되지 않는 것은 당연한 일이다.
2. 중독은 원래 재발하는 병이다: 난치병이라는 뜻이다. 따라서 재발에 대해 너무 자책할 필요는 없다.
3. 중독은 실수를 통해 배우는 병이기 때문에 재발한다. 단번에 단주할 수 있을 것 같으면 중독되지도 않았을 것이다.
4. 회복하기 위해 쌓아야 할 것이 많은 만큼 시간이 걸린다. 오랜 시간이 걸리기에 그사이 재발할 수 있다.

소감

년 월 일( )

문제 77 재발 여부를 어떻게 예상할 수 있나요? 앞으로 재발할 것 같나요, 그렇지 않나요? 그 이유는 무엇인가요?

【답】 어떤 사람이 재발하기 쉬운가?

1. 단주할 생각이 없거나, 조절 음주를 하려는 사람이 재발 1순위다. 입원해 있어도 자의로 입원하지 않거나, 자의로 입원해도 단주할 생각이 없으면 퇴원하는 날 바로 슈퍼에 술을 사러 간다. 외래 치료를 다녀도 가족 손에 이끌려 억지로 오거나, 집에서도 가족들의 잔소리에 못 이겨 단주하고 있다면 오래가지 못한다.
2. 단주에 양가감정이 있는 사람도 쉽게 재발한다. 중독 행위의 단점에도 불구하고 장점에 대한 미련이 있는 사람은 중독 행위를 다시 하기 마련이다.
3. 단주하겠다고 결심해도, 입원 중 단주 생활을 준비하지 않은 사람은 재발한다. 가방만 들고 학교에 간다고 성적이 오르는 것은 아니다. 공부를 해야 성적이 오른다. 입원만 했다고 단주가 저절로 되는 것은 아니다.
4. 단주를 쉽게 생각하는 사람은 재발한다. 즉, 단주에 자신만만해하거나, 단주할 것이라고 굳게 맹세하거나, 재발한 사람을 비웃는 사람은 위험하다. 중독치료는 생각만큼 호락호락하지

않으며, 큰소리치다가 재발하면 더 위축될 수 있다.

5. 퇴원한 뒤 외래 치료나 AA에 방문하지 않는 사람은 재발하기 쉽다. 퇴원하면 제일 먼저 부딪히는 것이 하루를 어떻게 보낼 것이냐 하는 문제다. 할 일이 없는 경우가 많다. 우두커니 있으면 배운 게 도둑질이라고 음주하게 되어 있다.
6. 외래 치료에 성실하지 않은 사람은 재발한다. 약속 날짜에 오지 않고, 과제를 하지 않고, 띄엄띄엄 방문하는 사람은 재발한다.
7. 병원 입원을 쉽게 생각하는 사람도 재발하기 쉽다. '까짓것, 마시고 또 입원하지 뭐'라고 생각하는 사람이 있다. 장기간의 중독 투병으로 인해 병원 입원을 대수롭지 않게 여기게 된 것이다.

소감

년 월 일( )

문제 78 재발을 방지하기 위해 어떤 대책을 세웠나요?

【답】 재발을 어떻게 예방할 것인가?

재발을 예방하기 위해서는 다음과 같이 기본에 충실해야 한다.

1. 중독은 조절 장애라는 사실을 잊지 말아야 한다. 조절 장애는 뇌에 생긴 것으로, 심리적으로는 절대 극복할 수 없는 상태다.
2. 내가 중독자임을 잊지 말아야 한다. 중독자는 하루하루 집행유예 상태의 사형수라는 사실을 잊지 말라는 말이다.
3. 이 책 1~6장의 모든 내용을 숙지하고 실천해야 한다.

소감

문제 79 중독이 재발했을 때 어떻게 행동했나요?

【답】 재발 시 잘못된 생각이나 대응에는 어떤 것이 있는가?

중독 증상이 재발하면 이에 제대로 반응해야 한다. 만에 하나 다음과 같이 반응하면 재발의 후폭풍이 더 커진다.

1. 재발한 것을 자책하는 경우다. 재발은 실패가 아니라 누구나 거치는 치료 과정이자 시행착오다. 재발을 통해서 배우면 된다. 자책 대신 반성을 해야 한다.
2. 재발 후 자포자기하는 경우가 있다. 심한 경우 자살까지 한다. '나는 안 돼, 이 병은 죽어야 끝나'라는 생각으로 말이다. 거듭 말하지만, 재발은 당연한 것이다.
3. 재발을 부정한다. '이 정도는 괜찮아. 오늘만 마시면 돼'라고 생각한다.
4. 재발을 합리화한다. '이렇게 스트레스가 많은데 어떻게 안 마실 수가 있어'라고 말이다.
5. 재발 후 남 탓(투사)을 하는 경우가 있다. 가족이 이래서, AA 멤버가 재발했기 때문에 등등. 그러나 다 구실에 불과하다. 재발은 누가 시킨 것이 아니다. 본인이 한 것이다.

소감

문제 80 향후 중독이 재발하면 어떻게 대처할 건가요?

【답】재발했을 때 어떻게 대처할 것인가?

1. 음주를 통제할 수 없으면 시간 끌지 말고 즉시 입원하라. 일주일만 입원해도 좋다. 입원하는 것이 창피할 수도 있지만, 체면이 중요한 게 아니다. 중독은 죽고 사는 문제다.
2. 병원 주치의나 AA 멤버를 만나라. 이들이 조언해 줄 것이다.
3. 왜 재발했는지 이유를 파악하라. 뭔가 구멍이 있으니 재발한 것이다.
4. 특별히 실수한 것이 없는데 재발했다면, 과거의 단주 방법에 뭔가 부족한 점이 있다는 뜻이다. 새로운 방법으로 단주를 시도해 보라. 서양 속담에 이런 말이 있다. "같은 것을 투입하고 다른 결과를 바라는 것은 바보다." 과거 실패했던 단주 방법을 사용해 성공을 바라는 것은 바보라는 말이다.
5. 재발을 성장의 기회로 삼아라. 실패는 성공의 어머니다.
6. 포기하지 말라. 수학 시험에서 처음부터 100점 맞는 사람은 없다. 반복하다 보면 100점이 나온다.
7. 이 책의 1~6장을 다시 한번 정독하며 무엇을 실천하지 않았는지 파악하고, 그것을 실천하라.

소감

중독치료의 핵심을 간결하게 정리했다!

1. 중독이 어떤 병인지 알고 있는가?
2. 중독이라는 사실을 인정하는가?
3. 중독에서 정말 벗어나고 싶은가?
4. 중독치료를 위해 도움을 받고 있는가?
5. 갈망 관리법(단주 기술)을 익혔는가?
6. 중독에서 벗어나 어떤 삶을 살고 싶은가?
7. 재발하면 어떻게 대처하는가?

7가지 질문에 답하고 행동하라.

그곳에 회복의 길이 있다.

중독치료의 핵심 80제 워크북

초판 1쇄 인쇄 2025년 9월 10일
초판 1쇄 발행 2025년 9월 17일

지은이 | 김한오
펴낸이 | 소정영

펴낸곳 | 도서출판 하나의학사
출판신고 | 1988년 4월 1일 제2022-000082호

주소 | 서울특별시 송파구 동남로 159, 302호(한흥빌딩)
전화 | 02-730-2555, 2556 **팩스** | 02-730-2557
이메일 | hanampc1@naver.com
홈페이지 | www.hanampc.co.kr

ISBN 979-11-91658-64-4 03180